胡春申简介

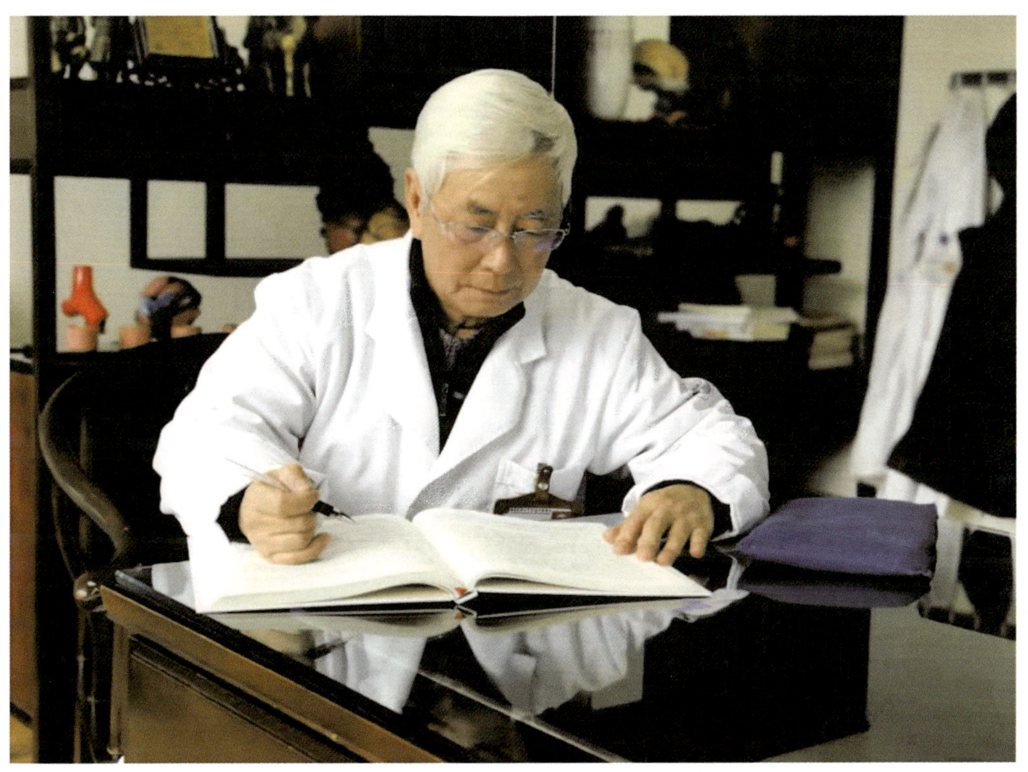

胡春申，男，1948 年生，重庆人。主任中医师，教授，博士生导师。从医 50 余年，深谙《黄帝内经》，精于辨证论治，对高血压病、冠心病、糖尿病、颈肩腰腿痛、胃肠病、妇科病、皮肤性病防治经验丰富。著书 10 部，成果 10 项，论文和科普数百篇，编辑音像 42 集，建立专业网站 5 个，研发专家系统 1 套。曾为全国名老中医药专家传承工作室导师，第五批全国老中医药专家学术经验继承工作指导老师，成都中医药大学博士生导师。

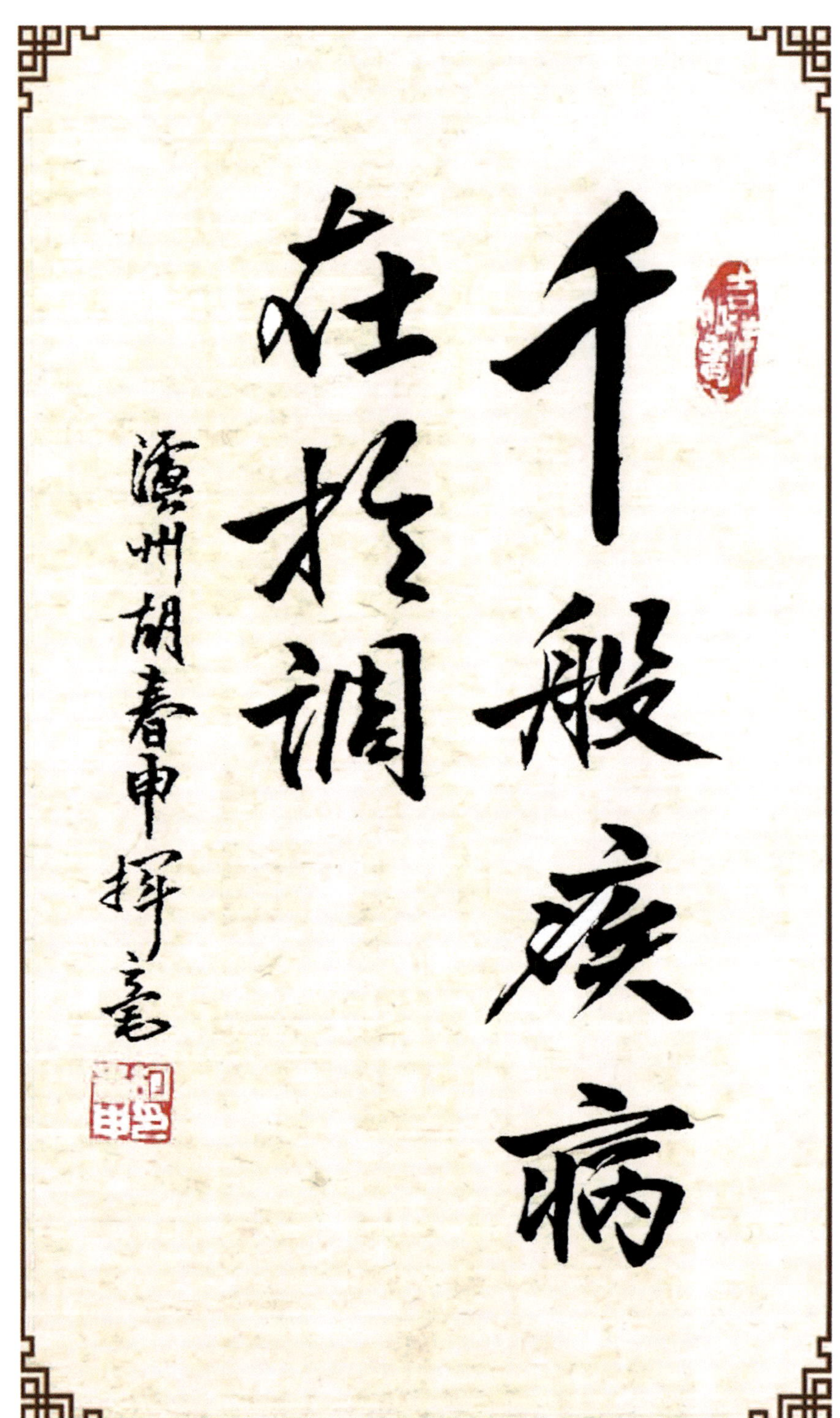

胡春申教授笔墨

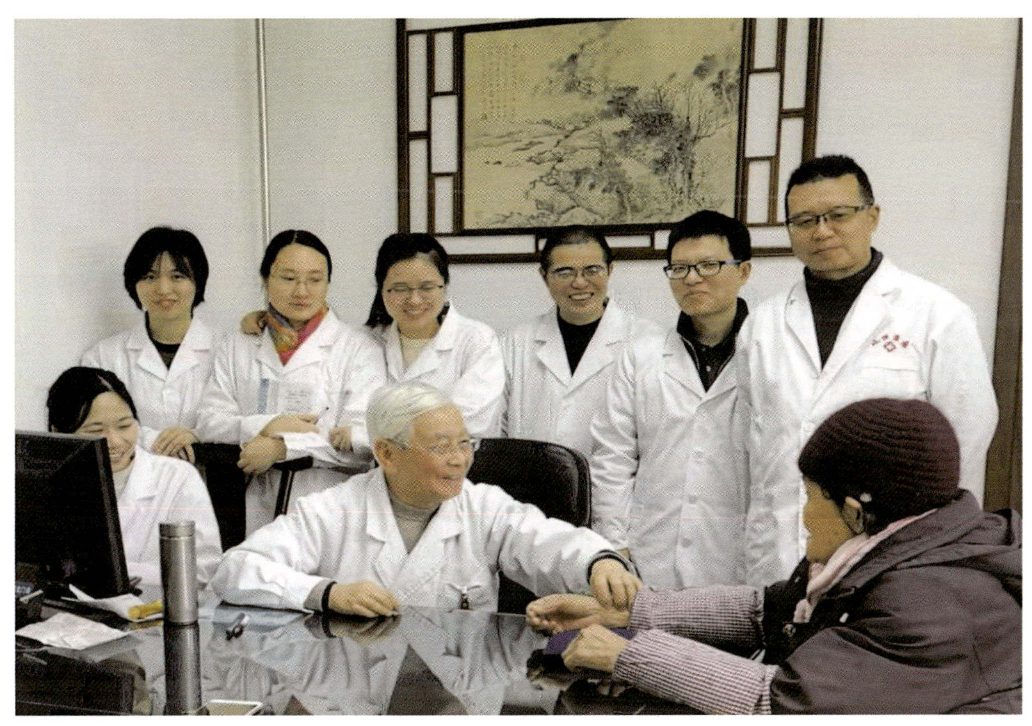

胡春申教授临床带教

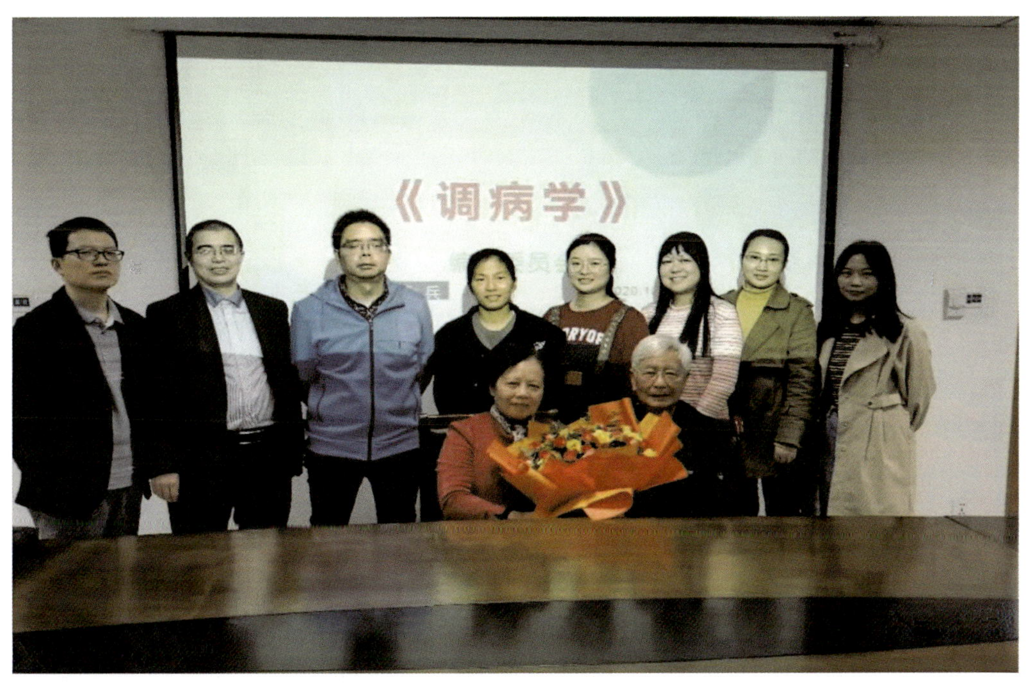

《调病论》编委会

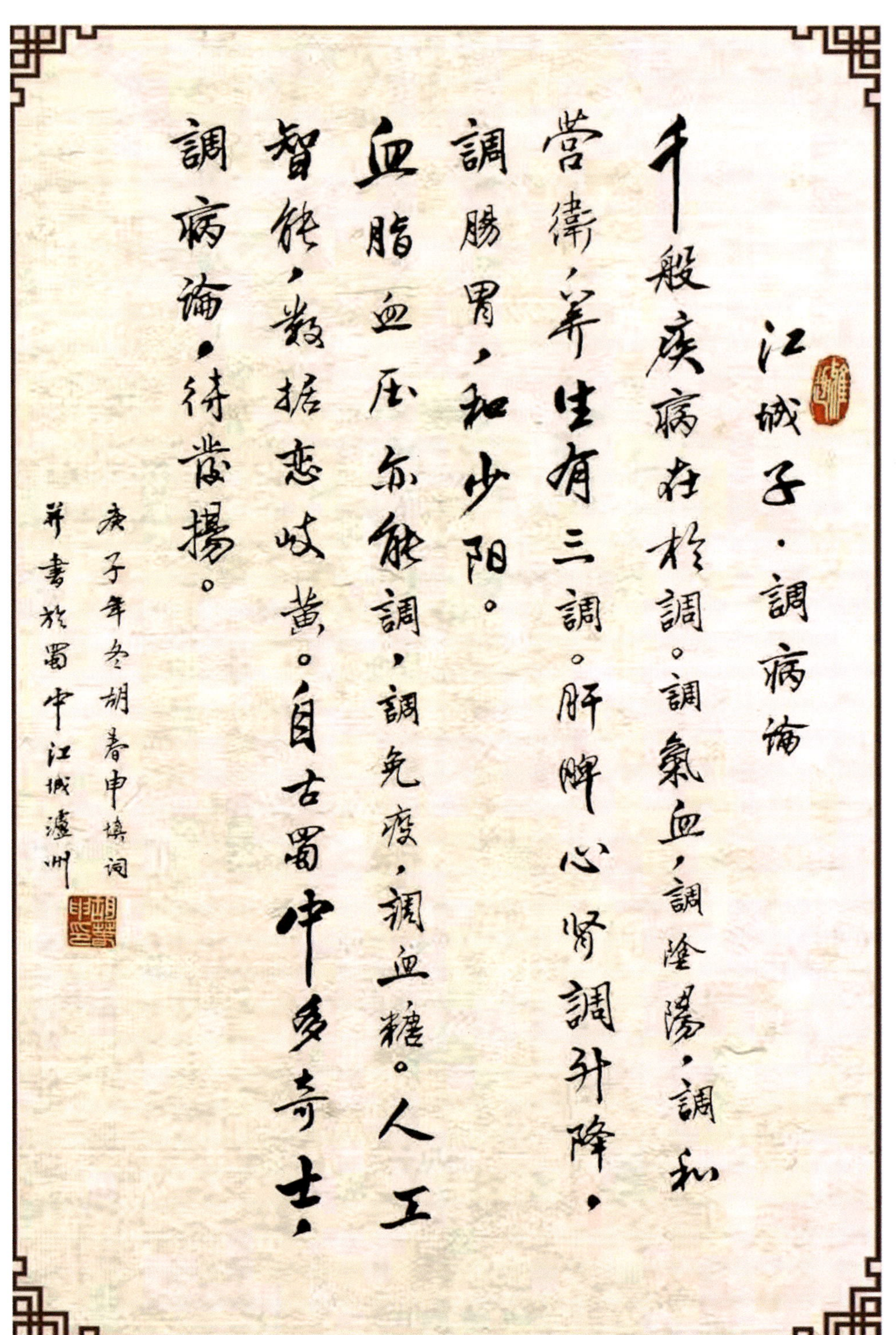
江城子·調病論
千般疾病在於調。調氣血，調陰陽，調和
營衛，养生有三調。肝脾心腎調升降，
調腸胃，和少阳。
血脂血压亦能調，調免疫，調血糖。人工
智能，数据恋岐黄。自古蜀中多奇士，
調病論，待發揚。
庚子年冬胡春申填词
并書於蜀中江城瀘州

江城子·调病论

全国名老中医药专家胡春申传承工作室规划项目

调 病 论

主　编　胡春申

副主编　罗永兵　左　英　冯　军

编　委　（按姓氏笔画排序）

万李娜　王　辉　王洪涛　左　英
冯　军　朱昵漫　陈　进　罗永兵
胡　海　胡春申　徐玲慧　徐俊丽
童　羽

科 学 出 版 社

北　京

内 容 简 介

本书由全国名老中医药专家胡春申教授主笔，以“千般疾病在于调”为指导思想，围绕调病论指导中医防病治病的普遍规律展开。全书内容分六章：第一章为总论，介绍调病论产生的文化背景和主要内容。第二章为调病贯穿于中医之中，从调阴阳、调表里、调寒热、调虚实、调五行、调营卫、调气血、调升降、调肝脾、调心肾、调和脾胃、调和肠胃、和解少阳等方面进行了梳理。第三章为调病贯穿于养生之内，介绍了养生的三调和调丹田、调周天、调刚柔等内容。第四章为调病应用于西医临床，包括对调免疫、调血脂、调血压、调血糖、调酸碱失衡、调内分泌的认识；并对调病论在肿瘤与新冠肺炎防治中的应用进行了探讨。第五章为调病论体现于现代健康，论述了调病论与现代健康观念的高度切合。第六章为调病论与中医人工智能，分析了中医智能化的研究现状和存在的问题及调病论的启示，并对调病学说在医学创新中的作用进行了展望。另外，还特别增加了作者的切身体会及防病治病经验。全书语言质朴，论述翔实，病案真实，编排有序，纲目清晰，临床使用价值高。

本书适合广大中医临床与科研人员使用，还可供中医爱好者研读。

图书在版编目（CIP）数据

调病论 / 胡春申主编. —北京：科学出版社，2022.3

ISBN 978-7-03-071969-0

Ⅰ. ①调… Ⅱ. ①胡… Ⅲ. ①中医治疗法 Ⅳ. ①R242

中国版本图书馆 CIP 数据核字（2022）第 046641 号

责任编辑：郭海燕 王立红 / 责任校对：申晓焕

责任印制：李 彤 / 封面设计：蓝正设计

科学出版社出版

北京东黄城根北街 16 号

邮政编码：100717

http://www.sciencep.com

北京中科印刷有限公司 印刷

科学出版社发行 各地新华书店经销

*

2022 年 3 月第 一 版 开本：787×1092 1/16

2023 年 4 月第三次印刷 印张：8 插页：2

字数：171 000

定价：58.00 元

（如有印装质量问题，我社负责调换）

前 言

提出“调病论”，已经8年了。写出《调病论》，则是庚子年的事。清代医家柯韵伯说：“胸中有万卷书，笔底无半点尘者，始可著书。”余从医50余年，虽未读万卷书，但胸中有万人恙；早已晋教授、博士生导师，笔底已无名利之尘。于是组织学生，著作《调病论》。

为什么要著作《调病论》呢?

因为调和体现了中华文化的精髓，调病贯穿于临床诊疗的始终。

调的本义是和谐、调和。《说文解字》曰：“调者，和也。”调，又有调理、调养、调摄、调畅、调节、调控、调解、调停等含义。调与和，既有联系又有区别，分而不分，不分而分。很多时候，调是手段，和是目的，调是动态过程，和是调的结果，调和，是同一事物的两个阶段。而中医，正是以丰富的“调”，来达到人体内部、人与自然、人与社会的“和”，把失调变为协调。

调，贯穿在中医治未病、保健强身、防治疾病和益智延年的各个环节，中医养生和防病治病的过程，实质上就是“调”的过程。

然而，在古今汗牛充栋的医学著作中，迄今没有“调病”一词。中医急需继承总结，发扬提高。为此，我们明确提出“调病”这一概念，以期对中医防病治病的普遍规律做出升华凝练和深刻揭示。

实践是检验真理的标准，中医来源于实践，患者是最好的老师。日常生活中，老百姓都知道：有病就找中医调理调理。可见“调病”这一概念，实际上早已深入人心。

健康与疾病，实质上就是协调与失调。千般疾病在于调！故本书以“调病”冠之。

本书以“我的医路”开篇，让读者了解我医武结合和医养结合的特殊从医历程，并填词《江城子·调病论》作跋，小结“千般疾病在于调”的观点。

第一章总论，介绍调病论产生的文化背景和主要内容。

第二章调病贯穿于中医之中，从调阴阳、调表里、调寒热、调虚实、调五行、调营卫、调气血、调升降、调肝脾、调心肾、调和脾胃、调和肠胃、和解少阳等各个方面，把中医调病的丰富多彩，娓娓道来。

第三章调病贯穿于养生之内，以余数十年的亲身实践和理论探讨，介绍了养生的三调，奉献了调丹田、调周天、调刚柔等濒于失传的珍贵资料。

第四章调病应用于西医临床，首倡调免疫、调血脂、调血压、调血糖、调酸碱失衡、调内分泌，发前人所未发；并对调病论在肿瘤与新型冠状病毒肺炎防治中的应用进行了探讨。

第五章调病论体现于现代健康，论述了调病论与现代健康观念的高度切合。

第六章调病论与中医人工智能，分析了中医智能化的研究现状和存在的问题及调病论的启示，并对调病学说在医学创新中的作用进行了展望。

抄书易，著书难，立说更难。从无到有建立一门新的学说，没有两三代人的积累，是难以成熟的。本书编委会，是老、中、青的自愿结合。既有国家级名老中医，也有年富力强的中年硕士、博士，还有朝气蓬勃的年轻中医，大家学术民主，刻苦钻研，反复修改，齐心协力，终于以集体智慧，写成本书！本书创作之地，是泸州老窖之乡。酒，越陈越香；书，越改越好。始生之物，其形必丑，却是新的希望。刎谬辨非，析微剖奥，尚俟后之君子。

是为序。

胡春申

庚子年冬于四川泸州

目　录

胡春申医路

一、自学与拜师，医武相结合

我学医始于 1969 年春，在姐姐、姐夫的指导下接触医书。当时，为了明白诊治疾病的过程，我不顾别人的白眼、蔑视和讥笑，经常溜到医院去“旁看”。为了知道人体究竟有多少根肋骨，我半夜翻窗进入解剖室，偷看人体骨骼标本。自学真是十分艰难的。

1970 年春，父亲看我学医矢志不渝，几经努力，终于让我得拜当时泸州的十大名中医之一的罗钰生老师为师。罗老师在我父亲壮年患湿温奄奄待毙之时，用吴鞠通《温病条辨》方药起死回生，是我父亲的救命恩人。罗老师让我首先学习《黄帝内经》，然后学习《伤寒论》《金匮要略》和温病学原著，并随他门诊。我曾亲历罗老师用黄土汤加减治愈当时已无法手术的胃溃疡大出血患者；用 7 分钱一剂的五皮饮加减使每周必抽 1000 毫升胸腔积液的肝硬化患者胸腔积液、腹水全部消除两年多；用消瘰丸加减治疗众多乳腺癌疗效卓著等。

罗老师的医书因为特殊原因所剩无几，那时买到所需医学著作也很困难。于是父亲千方百计，到处借书回来，抄书给我学习。这以后，无论严寒酷暑，父亲除了上班，所有空闲时间，都在默默地为我抄书。整整用了 3 年时间，父亲为我抄写了厚厚的 20 多个笔记本的医书，直到有医书可买。至今，父亲在昏黄的灯光下抄书的画面，我记忆犹新。

从父亲为我抄写的《黄帝内经》《伤寒论》《金匮要略》《温病条辨》里，我第一次接触到了中医经典的内容，但对医理医法却很难理解。罗老师说：“你白天临证，晚上看书，边学边用，慢慢就理解了。”

我学武术功法与学医基本上是同时开始的，而我 50 多年来临床治病与养生治未病也基本上是同时并举的，我的医路，这两条线始终交织在一起，因此，就结合起来写吧。

我自幼丧母，家境贫寒。但我父亲曾从军、从政、从商、习文，经历丰富，知识渊博，兼具军人、官人、商人、学者气质，对我影响很大。我秉承孔子“有文事者必有武备”真言，如痴如醉兼习武功，先后拜了 10 多个老师，学习了 100 多套南拳北腿，但如猴子搬苞谷，学了后面丢了前面。只有六字诀、陈式太极拳、内功八段锦、丹田周天功和推拿按摩等习练并推广至今。刘代伦老师，是使我真正管窥到中华武术博大精深的老师。他高大魁梧，技击时声如洪钟，摄人心魄；目光如炬，令人胆寒；动作如风，快如闪电；出手精准，招招制人。刘老师教给我们的功夫，古朴实用，都是“干货”，有阴圈圆手、四掌四腿、三翻手、燃灯步、铁船、铁盘、铜头灌顶、佛顶珠、海字劲等。练功时训练强度大，功夫上身快，但副作用也大，只适合年轻人在老师指导下训练。刘老师的功夫几乎失传。后来，我有意识地把这些功夫与《黄帝内经》经络和营卫等知识结合起来。我习练大小周天与丹田功夫，并在练功过程中自然而然地获得了带功按摩的特殊技能，还获得了很多宝贵的实证体验。

后来，我下乡当了“赤脚”医生，返城后又在工厂当厂医，在这段时间，我除干好本职工作、结婚生子、照顾重病的老人外，还制订了严格的学习计划，三更灯火五更鸡，以平均每天学习 1 万字的速度，把《黄帝内经》《医宗金鉴·订正仲景全书》《养性延命录》《脾胃论》《温病条辨》《临证指南医案》《血证论》《时病论》《串雅内编》《串雅外编》《医学衷中参西录》《蒲辅周医案》《中医临证备要》等当时我能找得到的中医著作和中西医本科教材全部浏览了一遍，坚持每本书都记笔记和写读后感，除已经记背的《濒湖脉学》《药性歌括四百味》外，又记背了《汤头歌诀》《医学三字经》等书，还结合临床写了一本小册子《怎样自学切脉》。

通过浏览《黄帝内经》，我发现了中医理论的源头，也开始用《黄帝内经》的养生理念指导自己练功和进行防病治病实践。通过浏览《医宗金鉴·订正仲景全书》，我第一次接触了仲景学说的全貌，看到了精彩纷呈的各家集注。

通过浏览《养性延命录》，我找到了六字诀、五禽戏等功法的起源，看到了中医养生的无穷奥秘。

通过浏览《脾胃论》《温病条辨》《临证指南医案》《血证论》《时病论》《串雅内编》《串雅外编》《医学衷中参西录》《蒲辅周医案》《中医临证备要》等著作，我饱尝了千年中医的美味珍馐。

武术养生方面，在坚持练功实践的同时，我也学习了各种道、佛、儒养生书籍，例如，体育学院全套《武术》教材、《少林武功》、《太极拳术》、《形意拳术》、《道德经》、《黄庭经》、《素女经》、《佛说佛医经》等，并开始逐渐把个人爱好与临床需要结合起来，辅导患者练功养生。

《礼记·儒行》云：“博学而不穷，笃行而不倦。”明代王守仁云：“知者行之始，行者知之成。”这就是我当时学习工作的真实写照。

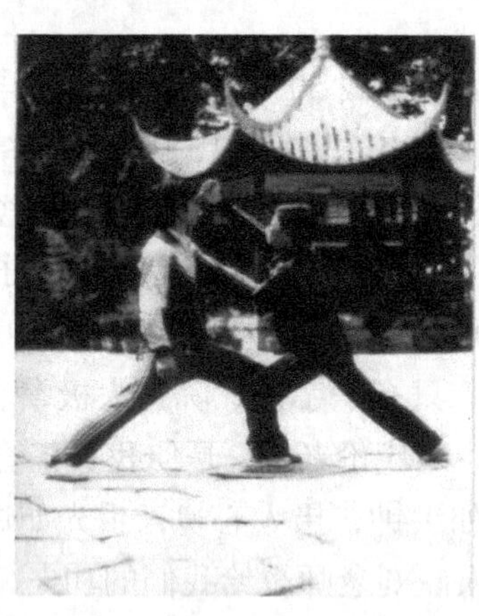
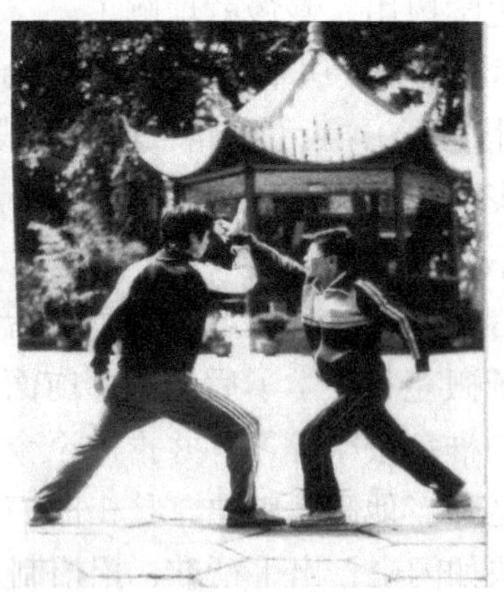

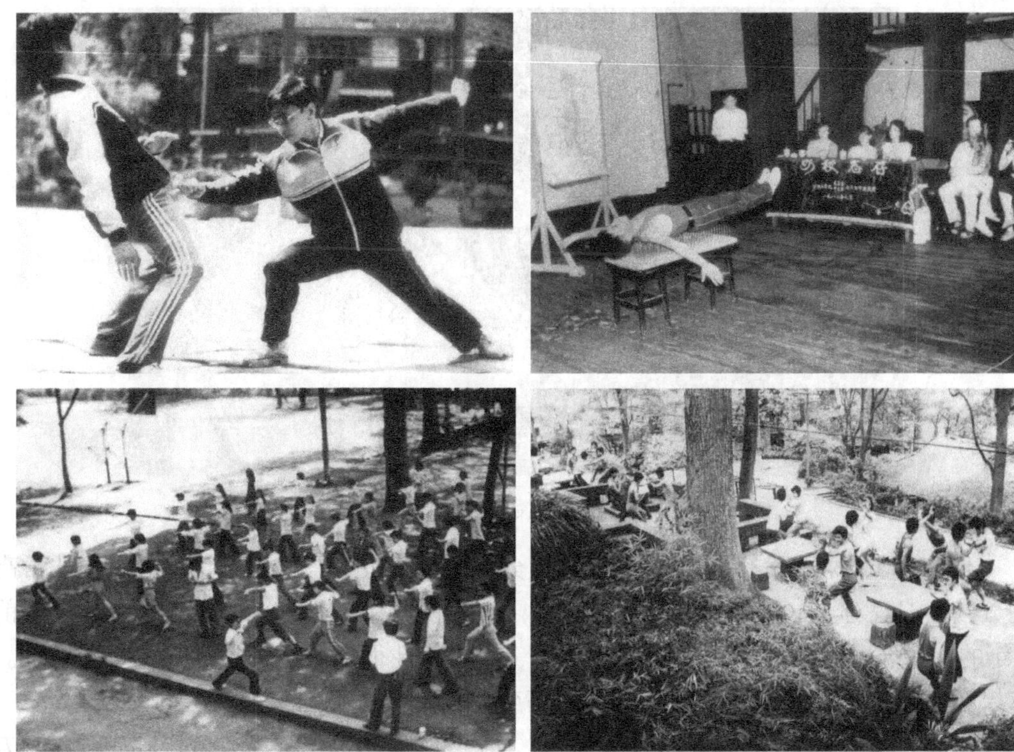

胡春申教授早年练功与教练功法照片

二、大学求深造，四海务交流

1977 年 10 月 21 日，中国各大媒体公布了恢复高考的消息，并透露本年度的高考将于一个月后在全国范围内进行。

当时，我只有边工作边复习。有时厂里通宵加班，第二天白天还得去听老师讲课，晚上又是通宵加班，连续一两天基本无法睡觉。由于我早已把时间精力都集中到了学医与临床上，这 11 年基本上没有复习中学的功课，因此，要用这点时间，把丢了 11 年的功课复习到能够参加高考的水平，实在是非常艰辛的。

1978 年 3 月 1 日，我的录取通知书终于到了。当时，我和爱人全然不顾旁边人的眼光，近乎疯狂地嘻嘻哈哈相互拉扯着傻笑了整整一条街，其状态，完全不亚于《儒林外史》里的范进中举。

1977 年，积压了十余年的约 570 万高考考生大军一下子涌进考场，而被录取的只有 27.3 万人，录取率为 4.78%，比 2017 年哈佛大学的录取率 5.2%还要低，竞争真是惨烈！由此，1977 级人学生便注定成为 个很特殊的教育群休，俗称“金 77”。

我是 1966 年高中毕业生（俗称“高 66”），1977 年高考体检时，医生说：“你怎么又瘦又老，才 42 公斤。”我回答：“我 11 年前就应该来体检，那时也曾年轻；几个月前我 48 公斤，复习迎考掉肉 6 公斤。完全是用血肉之躯在拼搏，用生命在冲刺啊！”医生哑然。

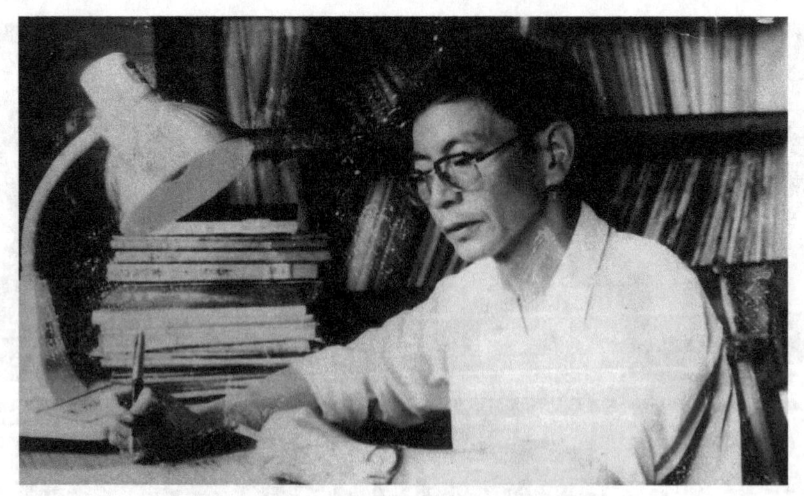

1977年胡春申教授艰苦复习迎接高考

4年学习下来，我的平均成绩为95.3分，是全年级第一名。尽管我考取了非常高的分数，但我对于这种为了应对考试的学习，也隐隐感觉到它的弊端。因为，入学前9年的临床实践使我深深体会到，医学是一门实践性很强的学科，疗效才是硬道理。如果在大学里学习的东西和临床脱节，高分低能，是得不到患者认可的。

因此，在努力学习好每门功课的同时，我重点学习了中医经典著作和中药学、方剂学、内科学、妇科学。

对于《黄帝内经》，我当时的感觉是找到了长江的源头。因为平时阅读其他中医书籍时偶尔冒出来的画龙点睛的语录，在《黄帝内经》里俯拾皆是，原来这里遍地是黄金啊！

对于《伤寒论》和《金匮要略》，我在跟师之初曾经有所接触，1973～1977年又通读过一遍《医宗金鉴·订正仲景全书》，大学里有专门的课时学习，提高了对原文和经方的熟悉程度。

4年大学学习的另一个重大收获是，我系统学习了西医知识。这对于我这种跟师9年，中医思维方式已经定型、中医诊疗方法已经熟练，不会因为学习了西医就怀疑中医临床疗效，而又渴望学习西医知识技能的人来说，收获巨大。至今，我能够比较容易地学习掌握西医知识，进行知识更新，了解现代医学的前沿进展，都得益于大学期间系统的西医知识学习。而这，对于现在中医院校的课程设置和招生对象，会不会有所启发呢？

例如，学生进校先集中学习一年中医，从《医学三字经》《濒湖脉学》《药性歌括四百味》《汤头歌括》四小经典开始，再《黄帝内经》《伤寒论》《金匮要略》《温病条辨》四大经典，特别是《伤寒论》和《金匮要略》，闭门学习半年，用传统中医理法方药和中国传统文化熏陶。从第二学期起，就开始边学习边临床，跟师看门诊。一年以后，中医思维方式已经基本定型了，中医基本的诊疗方法已经基本掌握了，再安排现代中医学和西医学课程。即先古后今，先中后西。就像“西学中”一样，后几年再来“中学西”。

毕业时，面对中医经典教学人才奇缺的现状，我服从学校安排，留校教学《黄帝内经》。

我奉派参加了全国举办的《黄帝内经》师资班，系统学习了半年的《黄帝内经》，并参编了《黄帝内经五十篇详解》。

我也应邀参加中华全国中医学会（现中华中医药学会）举办的全国功法学习班和全国武术功理功法交流会，结识了各地功法武术精英，开阔了眼界，但同时也看到了功法界的鱼龙混杂、江湖习气、自神其说和门户之见等弊端，从而增加了我想把功法搬上大学讲坛，促使功法正规化和科学化发展的责任感。我曾到厦门拜刘永言为师学习一指禅功，到福州拜万籁声为师学习自然门。万籁声（1903—1992）老师，当代武林泰斗，师从南北大侠杜心五先生学习自然门武学，1928 年发表中国近代首部武术专著《武术汇宗》，被聘为两广国术馆少将馆长。万籁声老师把他的代表作《武术汇宗》赠送给我，并为我学习《黄帝内经》题词："内经之要，在于矛盾的统一。气血和平，就是统一了，就没有病了。治到没有病，即是研究内经的目的了。"

我还应邀参加了《中国医学百科全书·气功分册》的编审工作，并改编了"六字诀养气功"，推广至今已 30 余年，曾教肺癌、中风后遗症、慢性结肠炎、顽固性失眠等患者练习且使他们获得了康复，取得了出乎意料的效果。

留校以后，我专心致力于《黄帝内经》的教学工作，整本背诵了《黄帝内经》统编教材上的原文，使我在课堂上能够出口成"经"，游刃有余。同时，根据《黄帝内经》"善言气者，必彰于物""善言人者，必有厌于己"的教诲，我将《黄帝内经》的原文与自己的练功实践结合起来。例如，我把功法硬功的各种体现和《黄帝内经》有关卫气的论述，实证体验，总结成论文，并在《上海中医药杂志》上发表。

在完成本职工作的同时，我于 1989 年，历经 10 年，独立完成了 50 万字的著作《中华气功学》并出版，并在全国高校率先开设了"气功学"选修课，实现了自己把流散江湖古老神秘的气功搬上大学讲坛的夙愿。

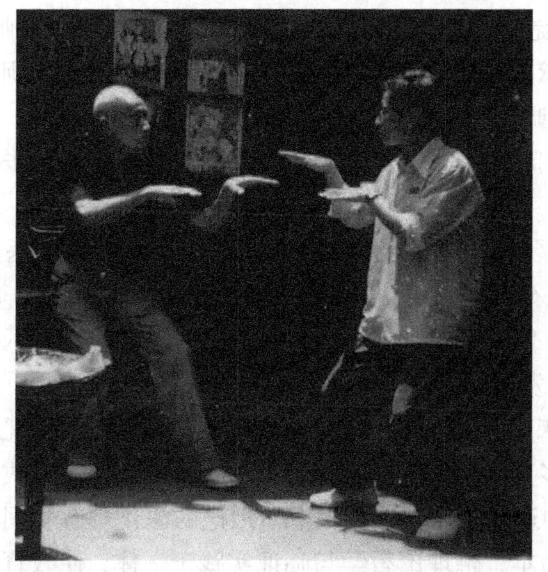

胡春申教授早年向武术养生家万籁声老师学习自然门

万籁声老师曾任两广国术馆少将馆长，为当代武林泰斗。其著作《武术汇宗》是民国以来第一部武术和养生全书

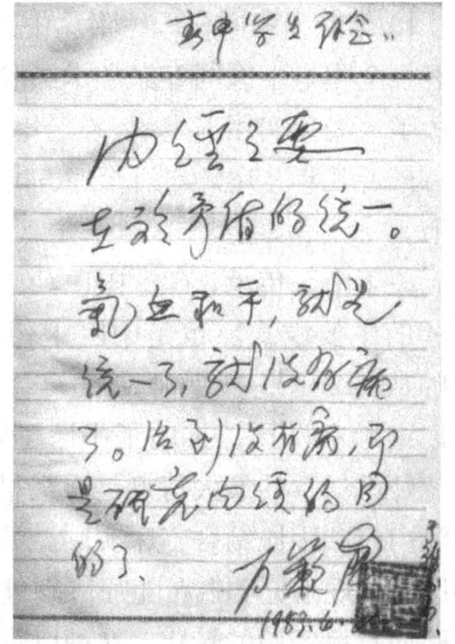

内经之要
在于矛盾的统一。
气血和平，就是
统一了，就没有病
了。治到没有病，即
是研究内经的目
的了。
万籁声

万籁声先生为胡春申教授学习《黄帝内经》题词

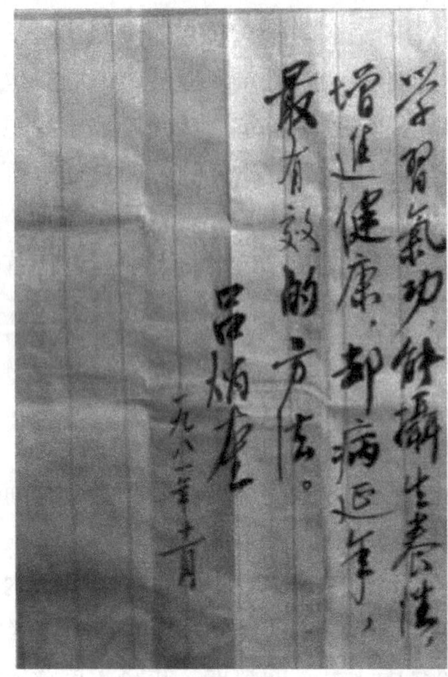

学習氣功，係攝生養性，增進健康，却病延年，最有效的方法。

吕炳奎

一九八二年十月

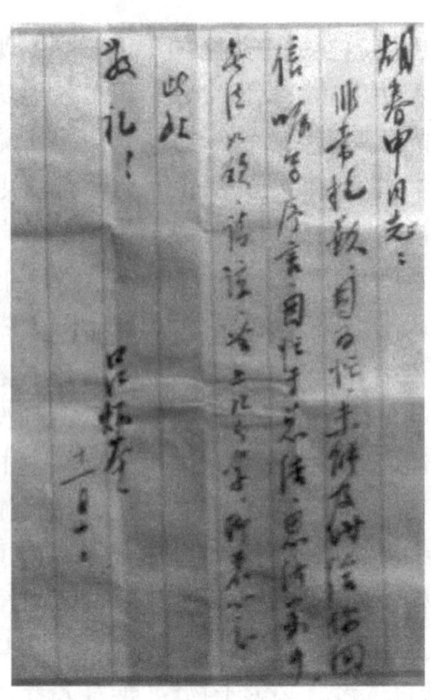

胡春申同志：

……

此致

敬礼！

吕炳奎

原卫生部中医局局长吕炳奎为胡春申教授的著作题词

三、传承与创新，著书要立说

后来，因工作调动，我南下广东，北上京城，访问欧美，交流学习，切磋技艺，传承创新。其间，一直没有中断的是对经典的钻研和临床诊疗工作。

10年前，我回归母校附属中医医院，成为全国名老中医药专家传承工作室导师，第五批全国老中医药专家学术经验继承工作指导老师，成都中医药大学博士生导师，出版了《老年实用养生学》《老年实用调病学》。

最近几年，除日常门诊外，我的时间和精力主要放在了中医传承与创新的初步探索上。

关于中医传承，在中国医药学发展的历史长河中，师承教育曾经是培养中医药人才的主要模式，也是中医中药得以延续和发展的主要因素。雷公师从黄帝，岐伯师从僦贷季，扁鹊师从长桑君，张仲景师从张伯祖……使先辈的丰富经验不断得以继承和发扬，推动了中医学术的发展。

师承教育的最大特点是重视早临床、多临床，培养临床能力是师承教育的核心。教学内容和手段结合临床实际，灵活多变，不刻意追求内容上的系统、完整和形式上的固定、规范，学生在随师侍诊过程中逐步完成对中医概念、理论的深刻理解和间接经验向直接经验的转化。这种以临证为本，融理论教学与临证实践于一体，使教育形式与教育内容在动态的临证过程中相互吻合而趋于一致的教育形式，符合中医的发展及认知规律，更容易实现中医人才的快速成长。由于有明确的师徒关系，师徒在一起能充分调动各自的积极性。老师乐教，徒弟愿学，双方的主观能动性得以充分发挥，不但明显缩短了成才周期，还使学徒成长、成才的可能性大大提高。通过跟师学习，学徒能够不同程度地继承老师的学术经验、技术特长和医德风尚，使临床经验、学术思想和诊疗风格得到有效传承。

师承教育有以下几种形式。

（1）目前的国家级、省级师承模式。这种方式在中医的发展和中医人才培养中的作用是毋庸置疑的，但其不足也不可轻视。首先，师承规定的各项指标任务繁多，流于形式。其次，这种“一拖二、学三年”的产量确实太低。而近年“名师共同带徒、弟子集体跟师”的新模式，听起来很美，但实际上往往是“都不带，都不跟”，师承质量更难保证。

（2）从在读本科生或研究生中本着双方自愿和志趣来选择弟子。这种方式，在我近年来的实践中是可行的。能够每周坚持随师侍诊两次，连续坚持半年以上的学生，中医临床能力和对我经验的继承，远远高于同期其他学生，毕业后完全可以独立进行中医诊疗，而且中医疗效并不亚于未跟过师已经工作几年的同一医院医生。遗憾的是，“铁打的营盘，流水的兵”，我好不容易把这些学生带上了路，带顺了手，他们就要依依不舍地离开了。

（3）从基层一线临床医生甚至是零基础但对中医有强烈志趣的人中选择弟子。缺点是有的人基础太差，教与学都很吃力，优点是学生很刻苦，很珍惜跟师机会，而且能够长期跟师学下去。我预感到，这类学生中，最有可能产生一方名医。

总的说来，中医传承还有很多问题需要探索。我本身就是中医学徒出身，拜师多人，跟师 9 年，又在中医院校进行了系统学习和规范教学 12 年。我在本文开始时就说过，我学武术功法与学医基本上是同时开始的，而我临床治病与养生治未病也基本上是同时并举的。我的医路，这两条线始终交织在一起，因此，我的传承，这两条线也密不可分。我的学生，也是按照亦医亦武的模式来培养的。关于传承，今后另有专文总结。

关于中医走向国际化，我和北美中医针灸组织和医生以及热爱中医的人士座谈，他们对于某些制造海外中医虚假繁荣的观点很是反感。他们认为，中医国际化已经谈了 100 多年了，国内的中医院校教育也已经谈了 60 多年了，如果不客观地总结中医在海外传播的过去，不实事求是地面对中医在国内外的现状，冷静务实地创造中医的未来，那中医国际化就会永远在路上。

可喜的是，通过反复沟通和认真筹备，我们寻找到突破口，发现了金钥匙，决心用几代人的不懈努力，突破近百年来中医国际化的瓶颈，克服数十年来中医高等教育的弊端，结合最新科技前沿，运用传承与创新相结合的方式，以国外容易接受的理念思维和行为方法，从理论到实践向国外全面介绍中医，完整地呈现博大精深的中医精髓，弘扬中医，造福人类。

关于写书，我一直认为，著书就要立说，必须要有自己的个性与特色。人这一辈子，活得有意思比活成标配重要得多，著书也一样。因此，这部《调病论》，总论公开发表出来已经 8 年了，但本书到现在才写完。

什么是学术？什么是思想？什么是学术思想？

《辞海》说："学术，指较为专门、有系统的学问。"至于思想，从广义上说，人的意识、意志、认识、感情、思维、顿悟等都可以称为思想。但从狭义理解，则可把思想定义为"人们创造性地进行认识、研究、评价的活动及其得出的结论"，其中，创新是思想的根本属性。

根据上述定义，中医是学术，我对中医的某些内容进行创造性的认识、研究、评价的活动，以及得出的结论就是我的学术思想。在我已经出版和将要出版的著作里，大致符合这个标准的有丹田学说、周天学说、调病学说、却谷食气学说、奇经八脉学说五种。

我学中医已经 50 余年了，至今真心实意地还认为自己只能算是学前班。近几年沉下心来第三次系统学习经典，学出味道来了，才有一点点上小学的感觉。中医就像诗词。诗词在唐宋时期达到一个高峰，至今未被超越；中医在春秋战国至秦汉时期达到一个高峰，中医如海，太浩瀚了！中医如山，太伟岸了！《黄帝内经》《神农本草经》《伤寒论》《金匮要略》就是唐诗宋词，是珠穆朗玛峰，高山仰止；历代医家的中医水平和中医病案，让我叹为观止，难望其项背。更重要的，先辈们勤求古训，博采众方，胆大心细，智圆行方，师古不泥，传承创新，值得我学习、学习、再学习。

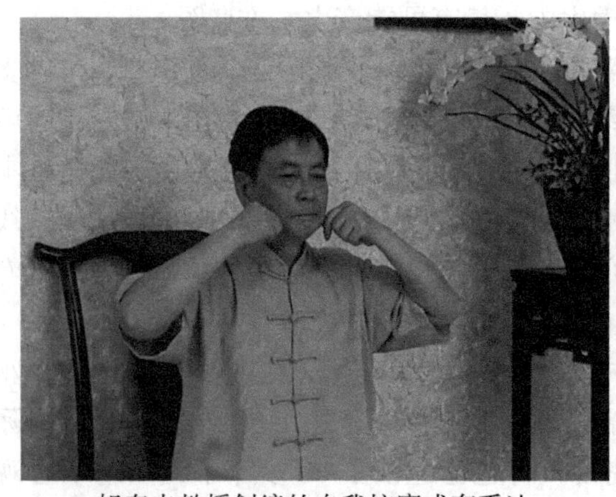
胡春申教授创编的自我按摩成套手法

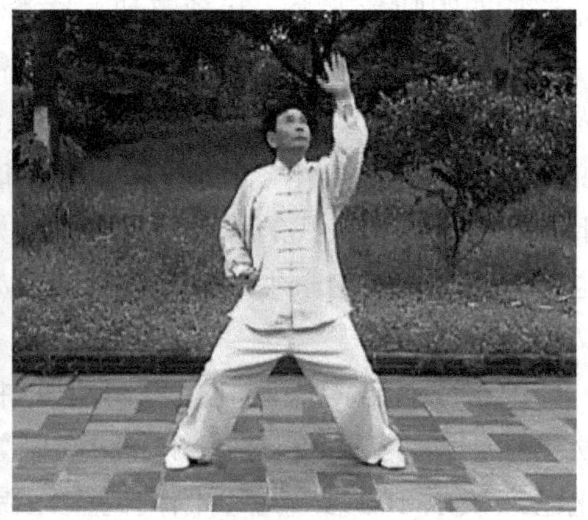
内功八段锦

第一章 总 论

第一节 调病学说产生的文化背景

“上下五千年，纵横九万里”。在华夏广袤的土地上，诞生了光辉灿烂的中华文明。在世界历史上，只有中华文明连绵不绝，从未中断。文明是文化的载体。正如美国哈佛大学国际哲学学院院士、亚洲中心资深研究员杜维明教授所说：“世界上有古无今的文化很多，有今无古的文化也很多，而有古有今的文化则很少，像中国这样波澜壮阔的文化传统简直是独一无二的历史现象。”

中华文化，主要由儒、道、佛为主干组成。所谓“以佛治心，以道治身，以儒治世”，就其本质来讲，是一种和谐文化。中医除了具有医学属性外，还具有鲜明的文化属性。

一、儒家贵“和”

《论语·学而》有云：“礼之用，和为贵。”认为“德莫大于和”。《中庸》有云：“致中和，天地位焉，万物育焉。”《礼记·中庸》云：“和也者，天下之达道也。”

儒家主张：对于人与自然的关系，要洞明“和实生物”之道；个人修身养性，要讲究“心平气和”之工；与人交往，要恪守“和而不同”之法；应对潮流，要坚持“和而不流”之则；治理国家，要追求“政通人和”之理；与国交往，要坚持“求同存异、和平共处”之规；人际交往，要讲究“和气生财”，对家庭，更强调“家和万事兴”。

“医儒同道”，深得儒家调和之道的医生，被人们尊为“儒医”。正如《古今医统大全》所说：“儒识礼仪，医知损益。礼义之不修，唯昧孔孟之教。损益之不分，害生民之命。儒与医岂可轻哉？儒与医岂可分哉？”

元代儒医朱丹溪，原为东南大儒，师从朱熹四传弟子许谦研习“天命人心之秘，内圣外王之微”，深得调和之妙。40岁后改研医道，有《格致余论》《丹溪心法》等著作传世，为中医著名的金元四大家之一。朱丹溪创立了有名的“阳常有余，阴常不足”及“相火论”学说，擅长调理阴阳之偏盛偏衰，并首创郁病学说，认为“气血冲和，万病不生，一有怫郁，诸病生焉。故人身诸病多生于郁”。朱氏将人身之郁证分为六种，即气郁、血郁、湿郁、痰郁、火郁、食郁。其中，又以气郁最为关键。朱氏创立了越鞠丸以统治六郁，是沿用至今的临床常用有效方剂，能够解郁除烦，使气血冲和。

明代儒医王肯堂，习儒学，中进士，曾授翰林院检讨，参与国史编修。王氏兴趣广泛，与来华传教士利玛窦探讨过历算，与郭澹论数纬，与董其昌论书画，与曾柏大师论道参禅，是一位学识渊博，全面发展的著名医学家，他的《证治准绳》是集明代以前医学之大成的不朽巨著。

其中，《伤寒准绳》倾注了他一生学习《伤寒论》、研究伤寒学说、治疗伤寒病、论证伤寒学派得失的心血。王肯堂尊崇张仲景，认为张仲景就是医门之孔子，是医圣，是中医从古至今的第一名医。他认为，伤寒之法不仅仅可以治伤寒，而且可以用其治疗内科杂病。他的《伤寒准绳》对张仲景的《伤寒论》进行了发挥，深得张仲景《伤寒论》调理之道。

二、道家也贵“和”

老子《道德经》第四十二章云：“道生一，一生二，二生三，三生万物。万物负阴而抱阳，冲气以为和。”这句话的意思是说：宇宙有一个万事万物都必须遵守的法则，这种法则就是“道”。一、二、三是什么呢？一是无为，二是阴阳，三是阴阳和，故万物生。万物负阴而抱阳，负就是背的意思，负阴就是背着阴，抱阳就是抱着阳。这是阴在上阳在下的一种状态，所以阴气才能下降，阳气才能上升；阴气下降遇到阳气上升，阴阳相冲成气，所以才能相和。冲气以为和是重中之重，和则万物才能滋生。

道家是哲学，道教是宗教，概念不同而联系密切，道家的代表作是老子的《道德经》和《庄子》。如《道德经》第十六章指出：“致虚极，守静笃”，被历代养生医家奉为练功的最高指导原则。道教的代表作是《正统道藏》，收录了1467种道教书籍，其中70%以上与医学有关。修道之士，大多精通医理。道士本身即是医学家，如孙思邈、葛洪、陶弘景、王冰等，故中医亦称为“医道”。

唐代医家兼道家孙思邈，20岁时，就能侃侃而谈老子和庄子的学说，精通道家典籍，被人称为“圣童”，又有“药王”之称，精通养生之道。70岁著成《备急千金要方》，99岁又著成《千金翼方》，在中国医药学史上，开创了24项第一。例如，其医学巨著《千金方》是中国历史上第一部临床医学百科全书，被国外学者推崇为“人类之至宝”；他是第一个倡导建立妇科、儿科的人；他是第一个麻风病专家；他是第一个从医生的角度详细论述房中术并身体力行的性养生专家；他是第一个有确切资料证明活到百岁以上的医生。孙思邈说：“每日必须调气、补泻、按摩、导引为佳。”强调通过自我调理来却病延年，健康长寿。不仅如此，孙思邈还是中医史上第一个完整论述医德的人，他倡导的“凡大医治病，必当安神定志，无欲无求，先发大慈恻隐之心，誓愿普救含灵之苦”，被誉为“东方的希波克拉底誓言”。

东晋著名的道教领袖、著名炼丹家、医药学家葛洪，世称“小仙翁”，著有《抱朴子》，系统总结了晋以前的调养摄生方术，包括守一、行气、导引和房中术等，强调通过调养以却病延年。他又著《肘后备急方》，诺贝尔生理学或医学奖获得者屠呦呦在演讲中曾说道：“当年我面临研究困境时，又重新温习中医古籍，进一步思考东晋葛洪《肘后备急方》有关‘青蒿一握，以水二升渍，绞取汁，尽服之’的截疟记载。这使我联想到提取过程可能需要避免高温，由此改用低沸点溶剂的提取方法。”

南北朝著名的道教上清派宗师陶弘景，佛道兼修，同时又是医药家、博物学家、文学家，书法家，人称“山中宰相”。陶弘景所著《养性延命录》，开六字诀功法调理五脏六腑之先河；他又著《导引养生图》，指出用形体动作导引调养身心。陶弘景在《辅行诀》里写道：“凡学道辈，欲求永年，先须祛疾。或有夙痼，或患时恙，一依五脏补泻法例，服药数剂，必使脏气平和，乃可进修内视之道。不尔，五精不续，真一难守，不入真景也。”既论五脏补泻服药调理，又谈练功内视通调，体现出深厚的调养功底。

王冰，著名道学家，道号启玄子，笃好养生，钻研医学，潜心研究《素问》12年，以极广博的文学、医学素养及极高深的医学造诣，终于著成《重广补注黄帝内经素问》24 卷，81 篇，撰写注文 4479 条，疏通奥义，发明经义，弘扬拓展医理，为整理保存经典医籍做出了不可磨灭的卓越贡献。胡春申教授当年背诵《黄帝内经》时，尤其喜欢该书著名的序言《启玄子王冰序》，索性一起背诵了，至今仍然能够全文背诵，朗朗上口。其中对《素问》的评价是：“其文简，其意博，其理奥，其趣深。天地之象分，阴阳之候列，变化之由表，死生之兆彰。不谋而遐迩自同，勿约而幽明斯契。稽其言有微，验之事不忒，诚可谓至道之宗，养生之始矣。”这是我见到的历代最精准的评价，至今读起来，仍然回味无穷！他通过学习《黄帝内经》，提出治疗元阳之虚，应当“益火之源，以消阴翳”；而治疗真阴之竭，则应当“壮水之主，以制阳光”，可谓深得阴阳调和的真谛，至今仍然有效地指导着临床实践。

三、佛家讲究“因缘和合”

东汉末年，佛教从印度传入中国，与中华文化逐渐融合，成为其中独具东方神韵的内容。

佛学理论中，关于“和”的思想屡见不鲜，我们先从“无常”说起。无常，是佛学四法印之一。《增一阿含经》曰“一切诸行无常”；《大般涅槃经》偈云“诸行无常，是生灭法”。佛学认为，一切存在都是暂时的，所有事物的运行都处于无常变化之中。“东隅已逝，桑榆非晚”是时间的无常；“年年岁岁花相似，岁岁年年人不同”是人的无常；“人生若只如初见，何事秋风悲画扇”是世事的无常。无常的概念既符合辩证唯物主义关于客观事物变化发展的观点，同时也正是调病论理论立足点之一。事物的变化会因为内外因的共同作用发生“失调”现象，消除打破事物平衡的因素，使其重新建立平衡的过程即为“调和”。人的身体亦无常，所以会有生老病死的现象。调整人体不和谐状态即是调病治病的过程。《黄帝内经》认为：“阴阳均平……命曰平人。”人体阴阳失调即会产生疾病，因此调病论提出通过“调阴阳”来治病防病。西医学认为，维持人体内环境的平衡和稳定的“和”体现在人体抵御疾病的免疫力上。因此调病论通过“调免疫”来指导西医临床治疗。

佛学以心为本的和谐理念，强调了人的意识对人产生的影响，深化了“和”的内涵。《维摩诘经》云：“若欲得净土，当净其心；随其心净，则佛土净。”《大般若经》曰：“于一切法，心为前导。若善知心，悉解众法，种种世法，皆由心造。”由心理作用产生的情绪失调亦是疾病的根源之一。《诸病源候论》提出的虚劳病中的五劳（肺劳、肝劳、心劳、脾劳、肾劳）是人不和谐的心绪致病的根源。因此调病论提出了调心的中医养生途径。

佛教徒兼事医疗工作的，称为“僧医”。

东晋高僧于法开，精于医术及佛释之道，擅长针术调治，曾运针使难产胎儿随羊膜娩出，中国医籍始有“羊膜”一词，沿用至今。

金代僧医释继洪25岁时便精通“五明”，即声明（文法、文学），工巧明（技术、天文学），医方明（医学），因明（伦理学），内明（哲学、教育学）（引自《南方都市报》2019.5.12），被授予“师”的称号。他云游岭南，医术精湛，因人、因地、因时调治疾病，疗效卓越。晚年，其著作《岭南卫生方》，成为岭南医学崛起的基础，被誉为“南海明珠”。

唐代高僧鉴真，在中、日两国都享有很高的声誉。他原为唐代扬州大明寺主持，六次东渡，五次失败，历尽艰辛，矢志不渝，弘传佛法，是日本佛教律宗的开山之祖，被日本人民誉为“文化之父”。鉴真通晓医学，精通本草，他把我国的中药鉴别、炮制、配方、收藏、应用等技术带到了日本，结合佛理，综合运用，调病养生，在日本医药界享有崇高的威望，人称为“汉方医药始祖”“日本之神农”。《日本医学史》指出：“日本古代名医虽多，得祀像者，仅鉴真与田代三喜二人而已。”

佛学“无我”的平等观倡导人与自然的和谐。《金刚经》认为“是法平等，无有高下”。“六和敬”思想（即见和同解、戒和同修、利和同均、意和同悦、身和同住、口和无净）对当今构建和谐社会仍有借鉴意义。通过对“八正道”（即正见、正思维、正语、正业、正命、正精进、正念、正定）的修行，实现人的自我完善与和谐发展的途径，与《大学》的“正心修身”，《道德经》的“致虚守静”，《黄帝内经》的“恬淡虚无……精神内守”的理念高度一致。调病论传承了儒释道关于“和”的思想，将人与自然、人与社会及人自身的和谐观念贯穿于调病防病的理论体系始终。

综上所述，作为中华文化主干的儒、道、佛，都从不同的角度，对调和有共同的认识和应用。

而被誉为诸经之首、大道之源的《易经》，涵盖万有，纲纪群伦，广大精微，包罗万象，是中华传统文化的总纲领。

易学以阴阳五行为核心，构建了八卦和六十四卦的和谐整体，认为事物和谐的本质是能量和能量运动的和谐。通过化解能量冲突运动为和谐均衡，实现宇宙整体、人与自然及人体内部的和谐。和谐是事物最理想的状态和哲学最高的价值意境。

在人与自然的和谐上，《易经》提出“仰则观象于天，俯则观法于地，观鸟兽之文与地之宜，近取诸身，远取诸法”的理念，是人类利用自然并顺应自然的原则。“与天地合其德，与日月合其明，与四时合其序”的天人合一思想与中医学天人相应的理念异曲同工。“天地相遇，品物咸章”表明天地之间的和谐，是万物相生的前提。

在人与社会的和谐上，《易经》认为“安土敦乎仁，故能爱”。在五行文化中，土者即大地，有中心之意。要建设和谐安定的社会，人要效仿大地，具有广博仁爱之心，安处于平定祥和的社会氛围中，便是和谐社会。“鼎固革新”指出了社会和谐发展的途径在于不断创新，在打破旧的平衡上不断建立新的平衡。“顺乎天而应乎人”的天人相应仍然是和谐发展的原则。

在人的自我完善上，“天行健，君子以自强不息；地势坤，君子以厚德载物”表明加强人的内在修养是人和谐发展的前提。观修易卦“乾坤之理……否泰之理……损益之理”可明阴阳之道和体察人体变化。由此，易学成为中医养生理论的基础。据此，调病论提出了调身、调息、调心的养生原则，以及调丹田、调周天、调刚柔的养生功法。

此外，诸子百家，对调和也都有不同程度的共同认识。

同时，我们发现，以中华文化为背景的中医学，也有一个一以贯之的思想，这就是“调”。

调与和，既有联系又有区别，分而不分，不分而分。很多时候，调是手段，和是目的，调是动态过程，和是调的结果，调和，是同一事物的两个阶段。而中医学，正是以丰富的“调”，来达到人体内部、人与自然、人与社会的“和”。因此，我们提出“调病论”。

近代以来，多少先哲，为中华文化的承续和创新呕心沥血，在他们的心底，一直希望找到这样一条解决中华文化问题的道路，那就是探索活的文化、新的传统。中国传统文化是否有活力，不仅要看它在历史上所产生的影响，还要看它能否穿越时空，回应中国和世界在当下与未来所遇到的问题。中华文化的复兴，是对传统文化的传承与创新。中医面临同样的问题，不仅要看它在历史上发挥的作用，还要看它能否解决当今与未来人类面临的疾病和健康问题。调病论，正是对中医理论与实践传承创新的探索。

在中华文化的海洋里，添一朵浪花；为中医的继承和创新，添一门学说。这，就是我们的期望，也是编写本书的目的。

（胡春申 冯 军 胡 海 徐俊丽）

第二节 调病论概说

一、什么是“调”

调的本义是和谐、调和。

《说文解字》曰：“调者，和也。”《荀子·修身》曰：“血气刚强，则柔之以调和。”

调，又有调理、调养、调摄、调畅、调节、调控、调解、调停等含义。如《墨子·节葬下》曰："上下调和，是故大国不耆攻之。"刘禹锡《昼居池上亭独吟》中"法酒调神气，清琴入性灵"的"调"则是调养之意。调，还有调查、调研、调动等含义。如《庄子·知北游》中"调而应之"。《大戴礼记·子张问入官》中"调悦者，情之道也"。《荀子·臣道》中"调和乐也"，《周礼·地官》中"调人掌司万民之难而谐和之"。

总之，调是一种周密的处理事物的方法。正如《贾子道术》所说"合得周密谓之调。"

调，是中华文化的精髓。《论语·学而》说"和为贵"。追求的是人与己、人与人、人与环境之间的和谐。调，从哲学角度看，具有"过犹不及""执两用中""执中知权""和而不同"等基本特征。"过犹不及"讲求适度，必须在"过"与"不及"之间寻求和掌握一个正确合理之点，以做到恰如其分，中医用药即是如此，"大毒治病，十去其六；常毒治病，十去其七；小毒治病，十去其八；无毒治病，十去其九；谷肉果菜，食养尽之。无使过之，伤其正也"(《素问·五常政大论》)。"执两用中"即《中庸》所说"执其两端，用其中于民"。"执中知权"，"权"即"权变"，即既要有原则性，又要有灵活性。正如《孟子·尽心上》所说"执中无权，犹执一也""和而不同"，则是一种"异中求和谐"与"变中求和谐"的思想。现在提倡和谐社会，体现了"调"的特征。建设和谐社会，就是要保持社会稳定，使各种矛盾以和谐的状态存在，坚持各方面的和谐发展。例如，强调生态文明建设，协调人与自然的关系，避免对资源的掠夺性开发和对自然环境的破坏，使经济、社会、自然的发展并行不悖。

调，贯穿在中医治未病、保健强身、防治疾病和益智延年的各个环节，中医养生和防病治病的过程，实质上就是"调"的过程。

二、调病是中医防病治病的指导思想，调阴阳是调病的总纲

阴阳，是中国贤哲对宇宙万物相反相成对立统一思维法则的抽象，即《道德经》所谓"万物负阴而抱阳"、《庄子》所谓"《易》以道阴阳"。阴阳学说，被广泛应用于自然科学和社会科学的各个领域，促进了各门科学的发展。

《黄帝内经》的巨大贡献，是把阴阳引入医学领域，作为防病治病的总纲，即《素问·阴阳应象大论》所说："阴阳者，天地之道也，万物之纲纪，变化之父母，生杀之本始，神明之府也，治病必求于本。"这个本，就是阴阳。怎样治病呢？就是调阴阳。《黄帝内经》对此从健康、疾病、养生防病和诊疗疾病各个方面做出了明确的回答。

什么是健康？

《素问·调经论》说："阴阳匀平，以充其形，九候若一，命曰平人。"其意即阴阳二气平衡，以充养形体，九候的脉象正常，就是健康人。

什么是疾病？

《素问·阴阳应象大论》说："阴胜则阳病，阳胜则阴病。"其意即阴阳的动态平

衡被打破，出现了某一方的偏盛偏衰，就是疾病。

怎样养生防病？

《灵枢·本神》说："节阴阳而调刚柔。"指出调节阴阳刚柔，使阴阳平衡，刚柔相济，就能养生防病。

怎样诊断疾病？

《素问·阴阳应象大论》说："察色按脉，先别阴阳。"指出诊断疾病的原则，是要运用察色按脉的方法，首先判别出疾病的阴阳属性。

怎样治疗疾病？

《素问·至真要大论》说："谨察阴阳之所在而调之，以平为期。"指出治病的总原则是严谨地诊察出阴阳偏盛偏衰之处而进行调理，以达到阴阳平衡为目的。

以上，既说明了调阴阳的重要性，更揭示出中医防病治病的指导思想——"调"。

三、调病学说的内容和意义

在调阴阳这一总纲的指导下，中医总结出极其丰富的调病原则和方法，至今有效地应用于临床实践。例如，调人与自然、调人与社会、调人体内部，调寒热、调表里、调虚实、调升降、调营卫、调气血、调肝脾、调心肾、调和肠胃、和解少阳，以及中医健身方法中调身、调心、调息的"三调"原则与调丹田、调周天、调刚柔等。

然而，在古今汗牛充栋的医学著作中，迄今没有"调病"一词。中医急需继承总结，发扬提高。为此，我们明确提出"调病"这一概念，以期对中医防病治病的普遍规律做出升华凝练和深刻揭示。

实践是检验真理的标准，中医来源于实践，患者是最好的老师。日常生活中，老百姓都知道：有病就找中医调理调理。可见"调病"这一概念，实际上早已深入人心。

健康与疾病，实质上就是协调与失调。千般疾病在于调！故本书书名以"调病"冠之。

中医学和西医学，尽管科学体系不同，但因诊疗的对象都是人，所以必然有共通之处。调病，就是中西医的一个结合点。实际上，西医学在很多时候也是调病。例如，调节酸碱平衡、调节内分泌、调节交感神经与副交感神经等。此外，降血压、降血脂、降血糖、化疗和放疗"杀灭"癌细胞等，临床实践证明，如果把"降""杀"的思路转换为"调"的理念，效果往往要好得多。因此，从调病的角度，探讨中西医结合，是一个值得深入的课题。

调病论与现代健康观念不谋而合。在现实意义上，生态文明建设，融入了以人与自然、人与人、人与社会和谐共生、全面发展的调和思想，正成为新时代中华民族伟大复兴的战略决策。而生态文明强调的人的自觉与自律，人与自然环境的相互依存和促进、共处共融的和谐状态，也无不体现在调病学说的理论之中。

调病学说对医学创新具有指导意义。近年来，人工智能和大数据、云计算等进入医学领域，取得了不少进展。中医学方面，中医药相关知识数据化、中医四诊智能化、中医辨证论治智能化、中医医师测评系统、中药饮片生产质量管控、中药饮片“辨色”识别研究、可穿戴技术、中医人才培养等方面，都有所研究。然而，无论在整个医疗健康领域，还是在中医学领域，都还存在着不少尚待解决的问题。例如，中医药大数据库的建立和使用面临瓶颈，历史悠久的中医药学包括繁杂的、多样化的医学术语与浩瀚的知识，而将其转换成系统化和标准化的数据是中医学与人工智能融合的关键，况且数据库的使用比数据库的建立更困难。目前所谓的大数据医疗概念，大部分与“治愈率”无关，而医学是一门实践性很强的科学，疗效才是硬道理，疗效才是话语权，这也是现在急需打破的技术瓶颈。“大道至简”，要解决这些技术难题，也许“调病论”能够起到出乎意料的指导作用。

牛顿说：“如果大自然是和谐的，那它本身就是自适应的简单原则的运用，就可以用数学方法来描述它。”这值得我们深思。

（胡春申　胡　海　徐俊丽）

第二章 调病贯穿于中医之中

第一节 调 阴 阳

阴阳学说是中国古代认识世界和解释世界的一种认识论、方法观，正所谓“阴阳者，天地之道也，万物之纲纪，变化之父母，生杀之本始，神明之府也”(《素问·阴阳应象大论》)，也是中医学的重要理论基础。不仅用于解释人的生理、病理的现象，同时贯穿于疾病的诊断和防治的始终，正如《素问·宝命全形论》曰“人生有形，不离阴阳”，《素问·阴阳应象大论》曰“善诊者，察色按脉，先别阴阳”，在临床上，任何病证不管它有多么错综复杂，也只能按“谨察阴阳所在而调之，以平为期”(《素问·至真要大论》)的原则来调阴阳。

一、阴阳失调，疾病之机

疾病是致病因素作用于人体，人体正气与之抗争而引起体内阴阳平衡失调、脏腑组织损伤，以及人体功能障碍的完整过程。正气不足是疾病发生的内在根源；邪气强弱是疾病发生的重要条件；正邪斗争的胜负，决定疾病是否发生。如果正气战胜邪气，机体的相对平衡状态不被破坏，则机体不发病；如果邪气战胜正气，机体的相对平衡状态被破坏，则机体就会发病。例如，《素问·上古天真论》中讲：“虚邪贼风，避之有时，恬淡虚无，真气从之，精神内守，病安从来？”《素问·刺法论》说：“正气存内，邪不可干。”《素问·评热病论》说：“邪之所凑，其气必虚。”《灵枢·百病始生》中云：“风雨寒热，不得虚，邪不能独伤人。”这些都说明了机体正气(阳)与邪气(阴)的相对平衡状态失调，是机体发病的主要因素。临床上，任何病证不管它多么错综复杂，都可以用阴盛阳衰与阳盛阴衰两大病理变化加以概括，中医对阴阳双方相对状态与疾病发生的关系有精辟的论述，如《素问·阴阳应象大论》中指出，“阴胜则阳病，阳胜则阴病。阳胜则热，阴胜则寒。重寒则热，重热则寒”。因此可以说，阴阳失调，是疾病发生、发展、演变的基本机制。

二、防治疾病，必和阴阳

阴阳偏盛偏衰，是疾病发生、发展的根本原因，因此，调理阴阳，补偏纠弊，促使“阴平阳秘”，恢复阴阳相对平衡，就是治疗疾病的基本原则。具体运用时，可通过扶正，补充人体阴阳之偏衰；通过祛邪，祛除阴邪阳邪之偏盛，并根据具体的病变机制补偏纠弊，从而达到恢复阴阳相对平衡，使疾病痊愈的目的。

（一）祛其偏盛

祛其偏盛，是针对阴阳偏盛病理变化的治疗原则，根据其具体的病变机制，可用清热、祛寒法及热因热用、寒因寒用法。

1. 清热、祛寒法 是针对邪气偏盛造成的实证的治疗方法，即所谓“邪气盛则实”，“实则泻之”。对阳邪偏盛的实热证，用“热者寒之”，即清热的方法以祛除阳邪。如温病邪在卫分可用银翘散辛凉透邪；热在气分，可用白虎汤大清邪热时又能益胃生津；邪在营血，可用清营汤、犀角地黄汤清热凉血、息风止痉。对里热证，可根据临床症状及邪热在不同的脏腑，分别采用清热泻火、清热解毒、清热凉血等方法，或用龙胆泻肝汤清泻肝火，或用导赤散导心火从小便而去，或用清胃散以清热解毒，治疗牙龈肿痛，等等。对阴邪偏盛的实寒证，用“寒者热之”，即祛寒的方法以祛除阴邪。寒邪在表的表实证，以麻黄汤、葛根汤为代表，辛温解表散寒；里寒证则以理中丸为代表，其由干姜、人参、炙甘草、白术组成，祛实寒与补虚药同用，可温中祛寒，如若是虚寒更甚或脾肾阳虚时，可加附子成附子理中丸，补阳祛寒之功更强。

2. 热因热用、寒因寒用法 是针对阴阳偏盛发展到极期，出现阴盛格阳的真寒假热证和阳盛格阴的真热假寒证的治疗方法。对真寒假热证治以“热因热用”（寒者热之）、对真热假寒证治以“寒因寒用”（热者寒之），以祛除偏盛的阴邪、阳邪。阴阳格拒属于急危重症，患者随时可能阴阳离决，随着现代医学的发展，这一类患者已经很少单纯用中医药来抢救了，但是只有辨证准确，中医药的介入才能起到意想不到的效果。名医蒲辅周会诊一重症肺炎患儿，其在使用抗生素及清热解毒中药后，病势更甚，经蒲老要求停用抗生素及现行中药，改用辛温之甘草干姜汤温补其肺的阳气才力挽狂澜。中医学认为，抗生素属于大寒之药，可伤及机体阳气，所以用之当慎。

（二）补其偏衰

补其偏衰，是针对阴阳偏衰病理变化的治疗原则。由于阴阳具有互根互用的关系，在临床上阴阳偏衰的虚证，不仅仅出现单纯的阴虚或者阳虚证，也可出现阴阳互损，甚至出现阴阳亡失之证，因此可采用补阴、补阳法，阴阳双补法，以及回阳、救阴固脱法。

1. 补阴、补阳法 是针对正气偏衰造成的阴偏衰、阳偏衰的虚证而设立的治法，即所谓“精气夺则虚”，“虚则补之”。对阴虚不能制约阳，而形成阳亢表现的虚热证，用补阴的方法治疗，这又称为“阳病治阴”“壮水之主，以制阳光”；补阴剂以六味地黄丸为代表，根据病情不同加减化裁出了知柏地黄丸、杞菊地黄丸、麦味地黄丸等。阳虚不能制约阴，而形成阴盛表现的虚寒证，用补阳的方法治疗，这又称为“阴病治阳”“益火之源，以消阴翳”。至于补阳剂的代表方，现行主流观点首推肾气丸，但是根据其方药的组成，可以看出重点不是补阳，而是少火生气、补的是肾气。而真正补阳，应选《景岳全书》之右归丸，以培肾之元阳。

2. 阴阳双补法　是针对阴阳两虚的病证所采用的治疗方法。由于阴阳之间具有相互依存的关系，所以阴阳偏衰病理变化进一步发展，可以产生“阴阳互损”的病机。其中，在阴虚的基础上继而导致阳虚，属于阴损及阳；在阳虚的基础上继而导致阴虚，属于阳损及阴。阴阳互损的结果，导致了阴阳两虚的病理变化。在临床用药时，要分清阴阳两虚的主次。阴虚为主者，以补阴为主辅以补阳；阳虚为主者，以补阳为主辅以补阴。狭义的阴阳双补就是补阴与补阳同时进行，但是当把阴阳的范围扩大后就是广义的阴阳双补了。比如八珍汤，补气与补血同用，气属阳血属阴，用补气的四君子汤合补血的四物汤，也是阴阳双补的代表。狭义的阴阳双补以虎潜丸为代表方，方中以熟地黄、龟甲、黄柏、知母滋补肝肾之阴，清降虚火，同时用锁阳、狗骨、干姜、陈皮温补阳气，补而不滞。

3. 回阳、救阴固脱法　适用于因机体的阳气或阴液突然大量丧失而导致生命垂危的两种严重证候，即亡阳、亡阴证。亡阳、亡阴属于阴阳偏衰的范畴，但存在发病较急、病情较重的特点，如不及时抢救，最终可出现“阴阳离决，精气乃绝”的严重后果。所以，对亡阳者，急当治以回阳固脱；对亡阴者，急当治以救阴固脱。脱证病势凶险，现代医学的休克属于脱证的范畴，传统的中医药治疗脱证以参附汤、独参汤为代表方，药专而力宏，当代名医李可根据四逆汤化裁而来的破格救心汤也是一个代表方。

由于阴阳存在互根互用的关系，因此在治疗阴阳偏衰的病证时，还应该采取“阳中求阴”“阴中求阳”的阴阳相济之法。“阳中求阴”的“阳”，指的是补阳药，“求阴”指的是求得补阴的效果，意思是指在补阴时适当配用补阳药，以此来促进阴液的化生；“阴中求阳”的“阴”，指的是补阴药，“求阳”指的是求得补阳的效果，意思是指在补阳时适当配用补阴药，以此来促进阳气的化生。正如《景岳全书》所说：“此又阴阳相济之妙用也。故善补阳者必于阴中求阳，则阳得阴助而生化无穷；善补阴者必于阳中求阴，则阴得阳升而泉源不竭。”阴阳相济法的代表方是左归丸与右归丸，二者都是补阴与补阳药同时使用，只是侧重不同。左归丸是在六味地黄丸的基础上，去掉泽泻、茯苓、牡丹皮，加入枸杞、龟甲、牛膝以加强滋补肾阴之功，同时加入鹿角胶、菟丝子以补阳益阴，全方侧重补阴。右归丸则是由肾气丸加减而来，也是去掉“三泻”，加用鹿角胶、菟丝子、枸杞、当归、杜仲，以增强温补阳气之功。

（三）攻补兼施

攻补兼施，是针对阴阳失调中出现的虚实错杂病理变化而制定的治疗原则。

1. 实中夹虚证的治疗　阴阳偏盛病机的开始，是阴阳之邪盛而人体正气亦较充盛，邪正交争剧烈，表现为单纯的实证。当病情进一步发展，其偏盛的阴阳之邪会损伤人体的正气，并越来越严重，这样就形成了实夹虚的病机。此时，就应该采取补损兼用的治疗原则。

（1）清热兼养阴：阳邪盛导致实热证，阳邪易伤人体阴液。故其病机演变，就使阴液的虚损越来越严重，形成了实热兼阴虚的证候。此时，治疗应在清泄实热的同时配以养阴，以兼顾阴液虚弱的一面。该法以竹叶石膏汤为代表方，属于邪热未清，阴液已伤。竹叶石膏汤方中以竹叶、石膏清透余热之邪，用人参、麦冬益气养阴，半夏降逆，甘草、粳米和脾养胃，有清热生津、益气和胃之功。比如发热患者，高热之后可见虚烦不寐、神疲乏力、身热多汗、舌红少苔等热盛伤阴之征象，此时可用竹叶石膏汤。

（2）祛寒兼助阳：阴邪盛导致实寒证，阴邪易伤人体阳气。故其病机演变，就使阳气的虚损越来越严重，形成了实寒兼阳虚的证候。此时，治疗应在温散实寒的同时配以助阳，以兼顾阳气虚弱的一面。该法代表方剂是阳和汤，方中重用熟地黄、鹿角胶，温阳补血，麻黄、肉桂、炮姜炭、芥子，散寒祛痰。综观本方，温阳与补血并用，祛痰与通络相伍，可使阳虚得补，营血得充，寒凝痰滞得除。

2. 虚中夹实证的治疗 阴阳偏衰病机的开始，是以人体正气之阴液、阳气不足为主，此时邪已祛除或仅有微邪，表现为单纯的虚证。在生理情况下，人体阴与阳之间是相互制约而维持相对平衡的，所以病理情况下，阴或阳任何一方虚弱，必然不能制约对方，从而导致对方的亢盛，这种亢盛可以是相对的，此时只要治疗矛盾的主要方面——阴液或阳气不足，即可纠正；若阴虚、阳虚程度严重，则可导致对方绝对的偏盛，即机体在正气虚弱的基础上产生了内邪，形成了虚中夹实的病机。故此时治疗亦应采取损补兼用的原则。

（1）补阴兼清阳邪：阴液虚导致虚热证，阴虚不能制约阳而阳盛，严重者可导致火热之邪内生，形成阴虚火盛的虚中夹实证。此时治疗应在补阴扶正的同时配以清火，以兼顾阳邪偏盛的一面。该法适用于阴虚生热，本虚是阴虚，标实是热，唯有养阴与清热同用才能取效，以知柏地黄丸为代表方。此方中以补阴之地黄丸为主方，加用知母、黄柏泻实火，可滋阴降火。

（2）补阳兼祛阴邪：阳气虚导致虚寒证，阳虚不能制约阴而阴盛，严重者可导致阴寒之邪内生，形成阳虚阴盛的虚中夹实证。此时治疗应在补阳扶正的同时配以祛寒，以兼顾阴邪偏盛的一面。证型属于阳虚寒实的都适用此法，以附子理中丸为代表方，其由理中丸发展而来，适用于脾胃虚寒较甚或脾肾阳虚证，如脘腹冷痛、下利清谷、畏寒肢冷则可以使用此方。

一切疾病的发生，均是致病因素作用于人体，导致阴阳失调、脏腑功能活动失常的整体反应，通过调阴阳，可达到“阴平阳秘、精神乃治”的目的，因此调阴阳是治疗疾病的总体原则。

（罗永兵 王 辉）

第二节 调 表 里

表里既代表人体脏腑组织器官的部位及其病变之所在，又因其不同属性决定了二者不同的功能，它们在生理上相互联系，在病理上又相互影响，表邪可以由表及里深入，里邪可以由表向外透达。因此，在临床上，可以通过调表里，达到未病先防，既病防传，里邪达表的目的。

一、表里关系，是调之基础

表里是一个相对的概念，具有阴阳无限可分的属性。在生理上，既指脏腑组织器官的相对部位而言，又因其不同属性决定了两者具有不同的功能。狭义的表里有所特指，认为机体皮毛、腠理、肌肤、经络在外为表，气血、脏腑、骨髓在内则为里；两者功能虽不同，但是相互联系，表可卫外，防止外邪入里，里负责身体功能的运转，同时通过经络交通内外的功能给予卫表支持，即“阴在内，阳之守也；阳在外，阴之使也”(《素问·阴阳应象大论》)。就病理而言，表里既反映了疾病的病变所在，同时也揭示了病变的传变规律。

表里辨证是辨别病位内外及病势深浅的两个纲领，两者在病理演变过程中，可以相互影响。所谓表证是外感邪气经口鼻、皮毛、腠理侵袭机体，正气抗邪表现出来的轻浅证候。临床多表现为恶寒、发热、头身疼痛、脉浮，或兼见鼻塞、流涕、咽痒、咽痛等。表证一般见于外感疾病的初期，起病急、病程短、病势浅，有表实、表虚、表寒、表热之分，此时治疗得当，病邪外出，不会入里致病，若失治、误治，表邪入里，侵犯内脏，导致脏腑功能失常，就会形成里证。所谓里证，其病变部位在内，是脏腑、气血等受病反映出来的一类证候。其病因不是单一的，表证失治、误治，病邪入里可成里证，病邪直接入里侵犯脏腑是里证，七情内伤、五劳、痰饮、瘀血等亦是里证。因此根据不同的致病因素，所表现的临床症状也是不一样的。一般来说，表证、半表半里证之外的临床表现均属于里证。里证病程长、病情重，若准确辨证施治，可使里邪出表，内伤病不致进一步发展，甚至向好转、痊愈方向发展。在此需要特别指出的是半表半里证，病邪停留在表和里之间，可入里亦可出表。少阳枢机如门轴一般，表里出入、上下升降、气血条达、水火既济、脏腑安和等都需要依赖少阳枢机“门轴”的作用，是和解少阳法的核心所在，所以和解少阳在调表里之间起着至关重要的作用。

二、表里失和，调而和之

表证与里证二者的关系可表现为表里同病，但是站在中医学“和”的观点来说，表里失和更符合中医学的说法。所以当“表里不一”的时候我们就要调和表里，使之和谐，“调”是一个过程，“和”才是最终的结果。根据疾病的不同阶段可采用先解表后治里、表里同治、和解表里、先治里后解表等多种不同的治法，目的在于使表里和谐，体现出了恒中有变的哲学观点。

（一）表里双解法

表里双解法具有表里同治、分解内外的作用。对于表里同病的证候，若单一地使用解表的方法，则里证无法祛除，若只治其里则表邪亦难以祛除，甚至还会入里进一步加重里证，故只有表里双解才能内外同治。表里双解法最开始的运用见于《伤寒论》，其中多个方证都用到了表里双解法。例如，第 165 条“伤寒发热，汗出不解，心下痞硬，呕吐下利者，大柴胡汤主之”，属外有表邪，内有里实证，故解表与攻里同用；第 40 条“伤寒表不解，心下有水气，干呕发热而咳，或渴，或利，或噎，或小便不利，少腹满，或喘者，小青龙汤主之”，属于内有水饮停聚，外受寒邪，故解表与温肺化饮同用；第 163 条“太阳病，外证未除，而数下之，遂协热而利，利下不止，心下痞硬，表里不解者，桂枝人参汤主之”，属外证未除，脾胃虚寒，协热下利，用解表温里法；第 63 条“下之后，不可更行桂枝汤，若汗出而喘，无大热者，可与麻黄杏仁石膏甘草汤”，属外有表寒，内有邪热，用解表清里法。当然我们在运用表里双解法时，需要辨明寒热、虚实等性质的不同，才能准确选择相应的方药。

（二）和解表里法

和解表里法主要是针对邪气停留在半表半里的少阳证，邪气居于少阳，可入里亦可出表，所以少阳证可有表有里的变化，其变化的根本是邪正相争。少阳证的主要表现之一是寒热往来，《伤寒论》第一篇“辨脉法”中说“问曰：病有洒淅恶寒，而复发热者，何？答曰：阴脉不足，阳往从之，阳脉不足，阴往乘之”，从脉象解释了先恶寒后发热的寒热往来症状。黄元御言“以少阳之经，居表阳里阴之中，表阳内郁，则热来而寒往，里阴外乘，则热往而寒来”，说的是《伤寒论》“伤寒五六日，中风，往来寒热，胸胁苦满，嘿嘿不欲饮食，心烦喜呕，或胸中烦而不呕”的小柴胡汤证中寒热往来的病机。此时只有作和解之法，用小柴胡汤可“上焦得通、津液得下、胃气因和、身濈然而汗出解也”（《伤寒论》230 条），使得少阳气机通达，半表半里邪气才能和解。方中用柴胡疏少阳经中之邪热，兼利少阳的气机；黄芩清胆腑热邪。少阳经与腑并治，枢机得利，祛除半表半里的邪气。当少阳兼太阳营卫不和及少阳证兼阳明热结后，则是柴胡桂枝干姜汤及柴胡加芒硝汤证的范畴。以上三个方证均说明只要有邪气存于半表半里之间，就可用和解表里之法。

（三）解表和里法

解表和里法针对表里同病时因表邪致里气不和而出现的里证，只需祛邪解表则里证自除。《伤寒论·辨太阳病脉证并治》论“太阳病，桂枝证，医反下之，利遂不止，脉促者表未解也，喘而汗出者，葛根黄芩黄连汤主之”。该条乃是太阳阳明合病，是表邪内陷阳明所致，虽为表里同病，但重点在于解在表的太阳邪气，用葛根汤发汗解表、生津止利，可开太阳以合阳明，则表邪散去，内陷之邪自解。

（四）调和营卫法

调和营卫法针对的是以汗出、恶风为主要表现的表虚证，其实由外受邪气，营卫失和所致。营卫是相对的，有表里的含义，但是从病位上来说仍属于表证，不是表里同病。《伤寒论·辨太阳病脉证并治》有“病常自汗出者，此为荣气和，荣气和者外不谐，以卫气不共荣气谐和故尔。以荣行脉中，卫行脉外。复发其汗，荣卫和则愈。宜桂枝汤”。桂枝汤内桂枝与芍药配伍，一阴一阳，是调和营卫的重要药对，同时用生姜、大枣、甘草，其实也是“虚实并治”的代表。

调表里除了需要立足表里观外，还需要与寒热、虚实、阴阳结合起来，充分认识表里的特点，既不局限于表里，也不对表里进行泛化。在辨清表证与里证后，准确选择治法、治则及方药，使得表里相和，也就达到了调表里的目的。

（罗永兵　王　辉）

第三节　调　寒　热

寒热不仅是疾病的临床表现，在八纲辨证中，寒热也是辨别疾病性质的纲领。寒热是对机体阴阳盛衰最直接、最具有特征性的反映，是对疾病本质的判断，是对机体阴阳盛衰的真实体现，正如《景岳全书·传忠录》所说“寒热者，阴阳之化也”，《伤寒杂病论》中亦有“病有发热恶寒者，发于阳也，无热恶寒者，发于阴也”之说。早在《黄帝内经》中就指出“阳虚则外寒，阴虚则内热，阳盛则外热，阴盛则内寒”，运用寒热理论来阐述疾病的病因病机，同时提出了“寒者热之，热者寒之”的治疗原则。

一、寒热本质及其变化，为“调寒热”奠定了理论基础

寒证与热证不是单一等同于寒象与热象，在进行寒热辨证时并不是看见寒象就是寒证或看见热象就是热证，寒热是对机体阴阳盛衰的本质反映。所谓寒证是感受寒邪，机体阴盛或者阳虚阴盛，导致机体产热减少，蒸化不足，脏腑组织功能活动障碍或减退，以寒冷为主要表现的一类证候。从虚实论可分为实寒与虚寒，从表里论又可分为表寒与里寒。一般来说表寒是外感寒邪所致，病程较短，多有表证表现，而里寒可由寒邪直中或者久病内伤阳气所致。所谓热证是感受热邪，机体阳盛或阴虚阳亢，导致机体产热增加，体液消耗增多，脏腑功能活动亢进，以温热为主要表现的一类证候。热证临床上按虚实可分为实热证和虚热证，从病位上有表热证与里热证之别。表热证多由感受风热之邪所致，起病急，病程短，病情轻；里热证有里实热证和里虚热证之分，里实热证多由火热阳邪侵袭于里或机体内阳热之气过盛导致。里虚热证多是内伤久病，阴液耗损而致虚阳偏亢所致，其起病缓，病程长。

临床上，寒证与热证可以单独出现，也可同时并存、交错，形成寒热错杂证，表

现为表寒里热、表热里寒、上寒下热、上热下寒等病证。同时寒证和热证在一定条件下可以互相转化，甚至当病情发展到复杂、严重阶段，可能出现阴阳不相维系，阴阳格拒的真寒假热或真热假寒之病证。正因为寒热之证反映了阴阳盛衰之本质，因此在临床上，可谨守病机，从调寒热入手，达到治疗疾病，恢复人体健康之目的。

二、寒热失衡，重在调之

临床所见病证，多不是单一的寒证或热证，而多是寒热错杂之证，其病理多是阴阳之气不协调，因此调寒热应该包括调寒、调热及调寒热相兼之法。《黄帝内经》中就有“寒与热争，能合而调之”的说法，指出了面对寒热错杂时重在调节寒与热之间的关系，使之相衡而达到机体的平衡。

（一）寒者热之

1. 辛温发汗以散寒 辛温发汗之法，适用于寒邪侵犯机表所致的表寒证，其症见发热畏寒、鼻塞、流涕、肢体骨节疼痛、小便清长、舌淡苔白、脉浮紧等表现。其轻者可用荆防达表汤，该方主要由荆芥、防风、紫苏叶、白芷、葱白等辛温解表之药组成，以达到解表散寒之功效。其重者可用《伤寒论》麻黄汤，在《伤寒论》中有“太阳病，头痛发热，身疼、腰痛，骨节疼痛，恶风，无汗而喘者，麻黄汤主之”“太阳病，脉浮紧，无汗，发热，身疼痛，八九日不解，表证仍在，此当发其汗。服药已微除，其人发烦目瞑，剧者必衄，衄乃解。所以然者，阳气重故也。麻黄汤主之”的论述，寒邪仍在表，但更进一层，出现发热、身疼、骨节疼痛、喘促等寒邪束表的重证，需用麻黄汤一类的方剂才能发汗解表，邪去则正安。

2. 温中散寒以调里 温中散寒之法，适用于寒邪直中或阳虚阴盛的里寒证，其症见形寒肢冷、喜暖蜷卧、口淡不渴、腹痛便溏、小便清长、舌淡苔白、脉多沉等表现。其轻者属太阴，《伤寒论·辨太阴病脉证并治》论“太阴之为病，腹满而吐，食不下，自利益甚，时腹自痛”“自利不渴者，属太阴……宜服四逆辈”，其中当以理中丸为主要代表。其由人参、白术、干姜、炙甘草组成，有温中散寒、补气健脾之功效。但当病邪更入里，则当属少阴。《伤寒论·辨少阴病脉证并治》论“少阴之为病，脉微细，但欲寐也”，属于急危重症，此时当用四逆汤类才可以达到回阳救逆之功效。

（二）热者寒之

1. 辛凉解表以透热 辛凉解表之法适用于热邪侵犯机表所致的表热证，其症见发热、畏寒喜冷、咽痛口渴、小便黄数、舌红苔黄、脉浮数等表现。其轻者可选银翘散、桑菊饮之属，方由银花、连翘、薄荷、桔梗等药物组成，以达到疏风散热、辛凉解表之功效，其重者可用辛凉重剂之白虎汤清解气分之热证。

2. 清热泻火以清里 清热泻火之法适用于火热阳邪侵袭于里或机体内阳热之气过盛，或者机体阴虚阳亢所致的里热证。里热证根据所在脏腑不同而临床表现有很大不同，不能用单一的某些临床症状来概括。在肺者，以咳嗽、吐脓痰，甚至喘息，舌红苔黄腻，脉滑数为主要表现，方以苇茎汤、泻白散清肺泄热；在心者则以心胸烦热、口舌生疮、面赤口渴、小便涩痛、舌红、脉数为主要表现，方以导赤散为代表方，清心利水养阴；在肝胆者，则以头痛目赤、胁痛、口苦、耳肿、舌红苔黄、脉弦数为主要表现，方以龙胆泻肝汤以清泻肝胆实火；若在脾胃者，以面颊发热、牙龈肿痛、口气热臭，甚或唇舌腮颊肿痛、舌红、苔黄、脉滑数为主要表现，方以清胃散为主要代表方，清泻胃热；若出现潮热、盗汗、五心烦热、形体消瘦、遗精、腰膝酸软、舌质红、少苔、脉细数的肾阴虚内热者，可用知柏地黄丸以滋阴清热。

（三）寒热并用，以调错杂

1. 散外清内，表里同治　散外清内，适用于外感风寒，内有郁热之证。其恶寒发热、不汗出、头痛、身痛外寒，与口渴多饮、心烦、便秘、溲黄等内热症时并见，用药时辛温解表与清里泻热同用，方以大青龙汤、麻杏石甘汤、越婢汤、小青龙加石膏汤等为代表方，这几个方由麻黄汤加减化裁而来，临床可细细体会后加减使用，均有散寒解表兼清里热之功效。

2. 清上温下，上下和调　清上温下适用于上有热邪、下有寒阻之证，其咽痛、咯黄痰、心烦、咯血等上热证，与腹痛、呕吐清涎、下利等下寒证同时并见。用药时清上与温下同用，方以乌梅丸、干姜芩连人参汤、麻黄升麻汤等为代表方，诸药均有清上温下之功。

3. 寒热交杂，辛开苦降　临床上见胃中不和、中焦痞满、恶心呕吐、肠鸣下利等寒热交错之证，治以辛开苦降之法。此证是邪热乘虚内陷，结于中焦，其病位非表非里，非上非下。《伤寒论·辨太阳病脉证并治》曰："伤寒五六日，呕而发热者，柴胡汤证具，而以他药下之，柴胡证仍在者，复与柴胡汤。此虽已下之，不为逆，必蒸蒸而振，却发热汗出而解。若心下满而硬痛者，此为结胸也，大陷胸汤主之。但满而不痛者，此为痞，柴胡不中与之，宜半夏泻心汤。"半夏泻心汤是治疗寒热虚实错杂，中焦痞满的代表方剂，其由半夏、黄连、黄芩、干姜、炙甘草、党参、大枣组成，可辛开苦降、寒热平调，亦能补虚泻实、虚实兼顾，由此化裁出了生姜泻心汤、甘草泻心汤。若在上述症状基础上同时伴有水饮内停中焦，腹中雷鸣下利者，则减少干姜用量，重用生姜，是为生姜泻心汤，以和胃消痞、宣散水气。若进一步发展，痞满、下利较重，同时又干呕心烦者则重用生甘草，为甘草泻心汤，以和胃补中、降逆消痞。三泻心汤化裁后可辛开苦降，主治寒热交错之中焦痞证。

4. 寒热格拒，反佐治之　出现寒热格拒时，预示着疾病危重及预后极差，在《伤寒论》中见于少阴病重症。《伤寒论·辨少阴病脉证并治》曰："少阴病，下利，脉微者，与白通汤。利不止，厥逆无脉，干呕烦者，白通加猪胆汁汤主之。服汤脉暴出者死，微续者生。"此乃阳虚阴盛，此时用大热之药，被阴邪格拒，药物不能直达病所，也就不能取到想要的疗效。此时加入猪胆汁、人尿有同气相求之功，使大热之附子、干姜及辛温之葱白入里达到破阴回阳的功效。

寒热反映了机体阴阳盛衰之本质，因此调寒热实质在于调阴阳，以达到“阴平阳秘，精神乃治”的目的。

（罗永兵　王　辉）

第四节　调　虚　实

虚实既是疾病的基本病机，反映了体内邪正的消长盛衰变化，也是辨别邪正盛衰的一对纲领，正如《素问·通评虚实论》所言“邪气盛则实，精气夺则虚”，《灵枢·刺节真邪》亦有“虚者不足，实者有余”之说。任何疾病的发生都是因邪气与正气相互斗争，导致人体失去平衡协调，《素问·调经论》云“百病之生，皆有虚实”。因此，在临床上，任何疾病都可以从虚实着手而调之，正所谓“决生死，处百病，调虚实”（《灵枢·经脉》）。正确分析疾病双方力量对比，明确正邪斗争的状态，就可以采用“虚者补之，实者泻之”之法。

一、邪正盛衰，虚实变化，奠定了“调虚实”的生理病理基础

虚和实是相比较而言的一对病机概念，反映了机体邪正盛衰的变化。所谓实证是因感受外邪，或机体气血运行障碍，或脏腑功能失调引起体内痰饮、瘀血等病理产物蓄积，导致以邪气盛实为主，正气未衰，邪正斗争剧烈所表现的一类证候，多见于疾病初起及体质强壮之人。邪气较盛、正气不虚，故而常表现出“有余”“亢奋”的症状，如恶寒壮热、声高气粗、狂妄谵语、痰涎壅盛、腹满胀痛、大便秘结或里急后重、小便淋漓涩痛、脉实有力等。所谓虚证是以正气虚损不足，即人体气、血、阴、阳、精髓津液亏虚，脏腑功能低下，而邪气不明显，正邪斗争不剧烈所表现的一类证候，多见于外感病后期，或者各种内伤疾病日久损耗脏腑气血、阴阳、津液，或素体虚弱、精气亏虚，抑或是起病急骤，因暴病吐泻、大汗、亡血等出现脱证。虚证多起病时间长及机体体质较弱，表现出的是“衰退”的症状，比如神疲乏力、面色少华、畏寒肢冷、声低息微、少气懒言、自汗、盗汗、脉虚无力等。

邪正盛衰变化不仅可以产生比较单纯的虚证或实证的病理变化，而且在某些病程较长、病情复杂的疾病中，由于正邪双方的不断变化，出现虚实之间的多种变化，主要有虚实错杂、虚实转化及虚实真假。正因为虚实病机及虚实变化反映了人体邪正的消长盛衰变化，而临床治疗疾病的基本原则在于祛邪与扶正，故邪正盛衰，虚实变化，奠定了“调虚实”的生理病理基础。

二、处百病，调虚实

《黄帝内经》中提出“实则泻之、虚则补之”“有余泻之、不足补之”的虚实治疗

总则，但只是针对单纯的虚证或者实证而言，若是表实里虚、表虚里实、上实下虚、上虚下实、实中夹虚、虚中夹实等虚实并见的情况，则应该虚实并用。《灵枢·经脉》说"处百病，调虚实"。虚实反映了机体邪正盛衰的变化情况，故"调虚实"实则是祛邪和扶正的合理应用。

（一）实者泻之

实者泻之即祛邪之法，指祛除邪气，消解病邪的侵袭与损害，抑制亢奋、有余的病理反应，以促进疾病痊愈。本法适用于单纯实证或真实假虚证。发汗、涌吐、攻下、消导、化痰、活血、散寒、清热、解毒、祛湿等都是祛邪治则下确立的具体治疗方法。临床上针对不同的邪实及邪实停留的不同部位，采用不同的方法。《素问·阴阳应象大论》曰："其高者，因而越之；其下者，引而竭之；中满者，泻之于内；其有邪者，渍形以为汗；其在皮者，汗而发之。"经过后世医家的发展，逐渐形成了以下治法：表证使用汗法，使邪从汗解；有形实邪停于胸膈以上，则用吐法；病位在下的可用疏利之法。

汗法主要针对寒热之邪侵袭肌表，导致机体功能被遏制，出现发热、身痛、头痛、咳嗽等实证表现的病证。根据所受外邪性质的不同，临床表现也是不一样的。若伤于风寒，恶寒重，发热轻，鼻塞、流涕，轻者以荆防达表汤即可辛温解表，重者风寒束于机体骨节，当以麻黄汤一类加减发汗解表；若伤于风热者，发热重、恶寒轻，其轻者可用银翘散辛凉解表，重者用柴葛解肌汤解肌清里。

吐法主要针对痰饮、宿食停聚的情况，以瓜蒂散为代表。《伤寒论·太阳病》中"病如桂枝证，头不痛，项不强，寸脉微浮，胸中痞硬，气上冲咽喉，不得息者，此为胸有寒也，当吐之，宜瓜蒂散"，《伤寒论·厥阴病》中"病人手足厥冷，脉乍紧者，邪结在胸中，心下满而烦，饥不能食者，病在胸中，当须吐之，宜瓜蒂散"，指出了两种不同情况对吐法的运用。现在临床上，吐法应用较少，但对于中毒患者，早期采用的洗胃法，实则吐法之延伸。

下法的运用针对的是有形实邪停于中下焦，不能使用汗法及吐法，其中主要包括太阳蓄水证、太阳蓄血证及阳明腑实证的治法。《伤寒论·辨太阳病脉证并治》中"太阳病，发汗后，大汗出，胃中干，烦躁不得眠，欲得饮水者，少少与饮之，令胃气和则愈。若脉浮，小便不利，微热消渴者，五苓散主之"，说的就是下焦膀胱蓄水证，以五苓散化气行水。蓄血证需分轻重，其轻者以桃核承气汤泻热行瘀，《伤寒论》第106条"太阳病不解，热结膀胱，其人如狂，血自下，下者愈……但少腹急结者，乃可攻之，宜桃核承气汤"，属于重症患者，以抵当丸缓逐瘀热之结，若是重症者"其人发狂，以热在下焦，少腹硬满"，以抵当汤破结逐瘀。此外，还有阳明腑实已成，日晡潮热、燥屎内结的阳明腑实证，需用大承气汤峻下热结。

（二）虚者补之

虚者补之即扶正之法，指扶助正气，增强体质，提高机体的抗邪及康复能力，达到战胜疾病，恢复健康的目的。本法适用于单纯虚证及真虚假实的病证。益气、养血、滋阴、温阳、填精补髓、补养脏腑之精气阴阳，均是扶正原则下确立的具体治法，关于益气养血、滋阴温阳在调气血、调阴阳相关章节会重点阐述。在此，重点从如何调理表虚和里虚加以阐述。表虚者调和营卫，里虚者根据脏腑经络之气血阴阳不足，加以调理。

调和营卫法是针对表虚证的治法。表虚在气血、阴阳中主要与气有关，在脏腑则关乎于肺。《伤寒论》有"发热恶寒……夫无汗为表实，有汗为表虚"之说，指出表证中对虚实的鉴别。卫气行于脉外，有防御外邪、调节腠理之功，营气行于脉中，可入脏腑、外达肢节，营养周身，二者一阴一阳，互为其根，营卫不和则汗出、发热，甚则机体抗邪能力下降，易于外感。表虚证临床多见畏风、自汗出、易外感、神疲体倦，甚则气短而喘等。调和营卫主要以桂枝汤为代表方，由此方衍生出桂枝加芍药生姜各一两人参三两新加汤温补营卫、桂枝加附子汤扶阳固表，分清营卫不和之原因，准确立法选方。

补里法是针对里虚证的治法，在《伤寒论》中多是针对里虚寒证。所谓里虚，虚在五脏，虚在太阴、厥阴、少阴，虚在阴阳、气血。《伤寒论》第 23 条"脉微而恶寒者，此阴阳俱虚"；以及第 49 条"尺中脉微，此里虚"，这两句指出了虚证的脉象。《伤寒论・辨太阴病脉证并治》有"自利不渴者，属太阴，以其脏有寒故也，当温之，宜服四逆辈"，这里指出的是太阴虚寒证的治疗方法。其轻者可以小建中汤治疗，温中补虚，其重者以理中汤为代表方，方由人参、干姜、白术、甘草组成，补气健脾、温中散寒。到了厥阴，以肝血虚为主，《伤寒论・辨厥阴病脉证并治》有"干呕，吐涎沫，头痛者，吴茱萸汤主之""手足厥寒，脉细欲绝者，当归四逆汤主之""其人内有久寒者，宜当归四逆加吴茱萸生姜汤"，由虚寒到血虚寒凝，组建了不同的方剂。到了少阴，则是以心肾阳虚为主，《伤寒论・辨少阴病脉证并治》有"少阴病，得之一二日，口中和，当灸之，附子汤主之""少阴病，脉沉者，急温之，宜四逆汤"，轻者以附子汤温补脾肾、扶阳散寒，而病程进展，属于急重症，需用四逆汤一类才能回阳救逆。

（三）虚实错杂，攻补兼施

攻补兼施又称扶正祛邪，针对虚实夹杂的病证。在临床既要明辨虚实主次，轻重缓急不同，有扶正祛邪同时运用、先后运用之别，同时针对表里、上下、脏腑关系的不同，其虚实并用的方法也有所不同。

若表实里虚证可采用扶正解表之法。其表实多由外感所致，里虚则有气虚、阳虚、阴虚之分。若恶风、汗出、神疲乏力，属气虚表实者，予以参苏饮益气解表；若是神疲欲寐、脉沉微、形寒肢冷等阳虚表现与发热恶寒表证相见，则属阳虚表实证，当以麻黄附子细辛汤助阳解表；若干咳少痰、身热恶风、舌红少苔、脉细微，属阴虚表实证，则用加减葳蕤汤滋阴解表。

上下虚实错杂者，根据虚实部位不同，或补上泻下，或泻上补下。如肺实肾虚的上盛下虚证，在上可用小青龙汤等宣肺平喘，化痰逐饮，在下可用都气丸、参蛤散等补肾纳气，达到标本兼治，上下同调的目的。

除此之外，针对脏腑虚实的不同，根据五行相生相克，提出“虚则补其母、实则泻其子”的治疗原则。例如，肾虚引起的肝火偏盛，出现眩晕、面红、目赤火热之证与腰膝酸软、遗精之虚证同时相见，用龙胆泻肝汤清肝泻火后则遗精自止，这就是“实则泻其子”的具体运用。若患者久咳劳嗽，同时出现气短汗出、身软乏力、食少纳呆等肺脾两虚的证候，此时属于子盗母气、母子俱虚的情况，可用参苓白术散培土生金，这就是“虚则补其母”的具体运用。

调虚实是临床治疗疾病的一大原则，具体应用时，应明辨虚实之间的力量对比，与气血、阴阳、脏腑相结合，充分认识虚实所在的部位，才能准确进行调理，使机体达到“和”的状态。

（罗永兵　王　辉）

第五节　调　五　行

一、五　行

五行，是把宇宙间的万事万物，根据其特征，分成“木”“火”“土”“金”“水”五大类。这五类事物统称五行。金、木、水、火、土并非指具体的五种单一的事物，而是对宇宙间万事万物的五种不同属性的抽象概括。正如《尚书·洪范》所说：“五行：一曰水，二曰火，三曰木，四曰金，五曰土。水曰润下[滋润]，火曰炎上[燃烧]，木曰曲直[弯曲，舒张]，金曰从革[成分致密，善分割]，土爰稼穑[播种，收获]。润下作咸，炎上作苦，曲直作酸，从革作辛，稼穑作甘。”这里不但将宇宙万物进行了分类，而且对每类事物的性质与特征做了界定。《尚书》，据称是记录从尧、舜开始，到夏、商、周三代的古代的历史文献，其中“洪范”记录了周武王与箕子的对话，是他们讨论五行八政五纪三德的篇章。箕子活动栖息地在五行山，箕子在那里不仅观天象调五行，而且还发明了围棋。西游记中的五行山就是指这一五行山。

五行的行，就是动，具有动态、调动、调和、调节等丰富的内涵。自然界各种事物和现象的发展、变化，都是这五类事物在不同条件下不断运动和相互作用的结果。

二、五行分类学

五行学说在中医学中，既用于阐释理论，又具有指导临床的实际意义。

五行学说看似复杂，但在中医学里，实际上就是五行分类学与五行关系学。

这可以用表 2-1、图 2-1 加以说明。

表 2-1 中医五行分类

自然界						五行	人体				
五味	五色	五化	五气	五方	五季		五脏	六腑	五官	五体	五志
酸	青	生	风	东	春	木	肝	胆	目	筋	怒
苦	赤	长	暑	南	夏	火	心	小肠	舌	脉	喜
甘	黄	化	湿	中	长夏	土	脾	胃	口	肉	思
辛	白	收	燥	西	秋	金	肺	大肠	鼻	皮毛	悲
咸	黑	藏	寒	北	冬	水	肾	膀胱	耳	骨	恐

五行分类学，在人体以肝、心、脾、肺、肾五脏为中心，把六腑、五官、五体、五志等形体和精神分属于五行，在自然界，则把五味、五色、五化、五气、五方、五季等分属于五行。

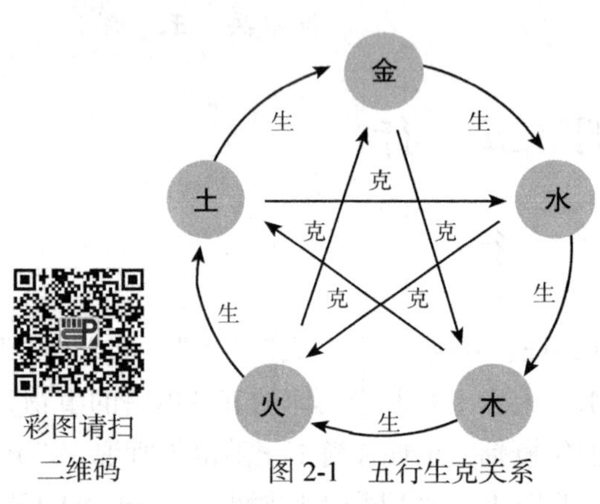

彩图请扫二维码

图 2-1 五行生克关系

图 2-1 五角星的五个角，代表着五行分类，木、火、土、金、水每个字的颜色不同：心属火是红色，脾属土是黄色，肺属金是白色，肾属水是黑色，肝属木是绿色。这和我们大家日常生活中所见的实际情况是一致的。例如，心火旺的人面色红赤，脾虚的人面黄肌瘦，肺气虚的人面色苍白，肾亏的人面色晦黑，肝郁的人“脸都气青了”。这就是五行分类学。所以说中医来源于生活。

三、五行关系学：生克乘侮，关键在于调

至于五行关系学，我们看图 2-1 构成圆圈的五条弧线和构成五角星的五条箭头线就明白了。圆圈的五条弧线沿着箭头的方向顺时针运行，表示五行的相生关系，即火生土，土生金，金生水，水生木，木生火。构成五角星的五条箭头线箭头的指向就是相克关系，即火克金，金克木，木克土，土克水，水克火。相生相克，表示肝、心、脾、肺、肾五脏间相互依存而又相互制约的正常关系。那关系不正常又是怎么一回事呢？那就是相乘和相侮的关系。相克得太过，就是相乘；反克，就是相侮。《素问 · 五运行大论》云“气有余，则制己所胜而侮所不胜；其不及，则己所不胜侮而乘之，己所胜轻而侮之”，就是对这种五行乘侮规律的概括说明。例如，木克土，是正常的制约关系，但如果肝木把脾土制约得过了头，就是肝木乘脾，就是相乘，就是关系不正常了，表现出来就是病了。我们日常生活中所看到或亲身经历的以下症状，就是肝木乘脾：腹胀纳呆、嗳气吞酸、大便溏泄等脾失健运征象和胸胁胀痛、头晕目眩、急躁易怒等肝气横逆征象。而据此通过用疏肝健脾的方法来治疗，就可以把病治好，使肝

木与脾土又恢复正常的相克关系。所以说五行学说不是抽象空洞的，而是实实在在用来指导临床治病的。

无论生理状态下的相生相克，还是病理状态下的相乘相侮，都贯穿着一个字“行”，是一种动态的鲜活的“调”的状态。相生相克，是五行协调；相乘相侮，是五行失调。所以说，五行关系学的生克乘侮，关键在于调。

四、五行生克乘侮的临床运用

（一）金水相生法

肺属金，肾属水，肺金与肾水为母子关系，生理、病理均相互影响。如肺为水之上源，肾为水之下源，肺主通调水道，肾为水脏，主津液，二脏相互配合，共同调节人体水液代谢。又如肺主气，司呼吸，肾主纳气，二脏共同维持正常呼吸。《类证治裁》曰：“肺为气之主，肾为气之根，肺主出气，肾主纳气，阴阳相交，呼吸乃和。”病理上多见肺肾两虚，治疗时则肺肾同调，故有“肺肾同源”之说。

赵某，男，56 岁。

咳嗽气逆，咳痰带血，咽喉燥痛，音哑，手足心热，潮热盗汗，阳亢遗精，舌红苔黄黑，脉濡数。长期伏案工作，熬夜加班，抽烟每日两包，嗜酒但饮不多。CT：慢性支气管炎、支气管扩张、自发性气胸。中医诊断：肺肾阴虚夹痰湿。治法：金水相生，肺肾两调。方药：百合固金汤加味。

熟地黄 15g，生地黄 15g，当归 12g，白芍 15g，甘草 6g，桔梗 12g，玄参 15g，浙贝母 15g，麦冬 15g，百合 30g，山药 30g，白茅根 15g。

服 5 剂，诸症悉减。嘱戒烟限酒，减少熬夜。

（二）滋水涵木法

滋养肾阴以养肝阴，适用于肾阴亏损而肝阴不足，甚者肝阳偏亢之证，表现为头目眩晕、眼干目涩、耳鸣颧红、口干、五心烦热、腰膝酸软、男子遗精、女子月经不调、舌红苔少等。

兰某，女，47 岁。

月经紊乱 2 年，淋漓不净或量多如注，头眩目晕，口舌干燥，面部痤疮，心烦气躁，头面烘热，五心烦热，腰膝酸痛，四肢无力，舌质红，苔薄黄，脉细数无力。西医诊断：更年期崩漏，但治疗一年余，效不佳。中医诊断：肝肾阴虚，肝阳偏亢。治法：调补冲任，滋肾平肝。方药：知柏地黄汤加减。

知母 15g，黄柏 15g，生地黄 20g，炮姜 10g，艾叶 10g，山茱萸 10g，墨旱莲 15g，女贞子 10g，炒白芍 15g，牡丹皮 10g，炙龟甲 10g，煅牡蛎 30g，炒栀子 12g，肉桂 5g，蒲黄炭 10g（另包酌加），茜草炭 10g（另包酌加），西洋参 6g（另包酌加）。

每次月经前服 5 剂，连服 3 个月经周期。经量过大，加入蒲黄炭 10g、茜草炭 10g、西洋参6g。

遵医嘱，服用5剂后经量减少，连用3个月经周期后痊愈。

本方特色之一是药对栀子配肉桂，使郁热得到清解而不留瘀，温阳不伤阴血且不动血，使血行脉中而崩漏止，“阳中求阴”，调补肝肾，使阴阳平衡，出血自止。

（三）益火补土法

温煦肾阳而补脾阳，适用于肾阳式微而致脾阳不振之证，表现为畏寒，四肢不温，纳减腹胀，泄泻，浮肿等（其中的“火”是指命门之火“肾阳”，不是心火）。

（四）培土生金法

补脾益气而补益肺气，适用于脾胃虚弱，不能滋养肺脏而肺虚脾弱之候。该证表现为久咳不已，痰多清稀，或痰少而黏，食欲减退，大便溏薄，四肢乏力，舌淡，脉弱等。

（五）佐金平木法

清肃肺气以抑制肝木，临床上多用于肝火偏盛，影响肺气清肃之证，又称“木火刑金”。该证表现为胁痛、口苦、咳嗽、痰中带血、急躁烦闷、脉弦数等。

（六）抑木扶土法

疏肝健脾以调理肝旺脾虚，适用于木旺克土之证，临床表现为胸闷胁胀、不思饮食、腹胀肠鸣、大便或秘或溏，或脘痞腹痛、嗳气、矢气等。

（七）培土制水法

温运脾阳或温肾健脾以治疗水湿停聚为病，适用于肾阳虚衰，不能温煦脾阳，则肾不主水、脾不制水，引起水湿不化、水湿泛滥而致水肿胀满之证。

（八）滋阴降火法

滋补肾水以降心火或相火（肾阳之火），适用于肾阴不足，心火或相火偏旺，水火不济，心肾不交或阴虚阳盛之证，表现为腰膝酸痛、心烦失眠、遗精、耳鸣、喉痛、咽干等。

（胡春申　王洪涛　胡　海　徐俊丽）

第六节　调　营　卫

谈到调营卫，莫忘桂枝汤。营卫这个词，在《黄帝内经》里不怎么“出名”，是在《伤寒论》里才“出名”的。原因是，用桂枝汤调营卫可以治疗很多病证。经方共计200余首，其中用桂枝汤加减变化而出者，竟有28首，约占1/7，这在经方中是绝无仅有的。历代研究，阐述桂枝汤发汗解肌者多，论证桂枝汤调和营卫者少，现在教科书也把桂枝汤归为解表剂一类，人为局限了桂枝汤的临床应用。

实际上，桂枝汤内外兼治，历经1800年疗效不衰，临证范围甚广。过去用之有验，现在用之也验，将来用之必然还验。柯琴在《伤寒来苏集》中，推崇桂枝汤为“仲景群方之冠，乃滋阴和阳，调和营卫，解肌发汗之总方也”。但是，现在临床上，知道桂枝汤者多，而真懂桂枝汤者少，会圆通应用者更少。不少人不擅用桂枝汤，缘于不太明白什么是调营卫，如何调营卫。

《刘渡舟医案》载：阵发性发热汗出一年多的患者，服桂枝汤二剂即愈。

曾收治一例汗证，误服其他药后每天出汗要浸湿十多套衣裤，用电吹风和烘干机衣服都来不及烘干。胡春申教授径用桂枝汤原方，一剂汗减，二剂痊愈。主任惊奇，问：“胡老师，怎么这样神？”胡春申教授回答：“调营卫，营卫和则愈。”

实际上，桂枝汤治汗，《伤寒论》说得很清楚：“病常自汗出者，此为荣气和。荣气和者，外不谐，以卫气不共荣气和谐故尔。以荣行脉中，卫行脉外，复发其汗，荣卫和则愈，宜桂枝汤。”短短一句条文，竟然用了四个“和”字，并明文告知出汗的原因是“卫气不共荣气和谐故尔”，治疗方法和效果是“复发其汗，荣卫和则愈”。这几乎等于是大白话了！张仲景的文章是很简洁朴实的，真正融入其中，看清楚原文，能够熟悉并在临证时从脑中及时调动出来加以运用，自然就能够效如桴鼓了。元代王好古对此深有体会，在《汤液本草》中说：“汗多用桂枝者，以之调和营卫，则邪从汗出而汗自止。”

由此，也足见调营卫重要性之一斑。

根据现有资料，调营卫的理念最早见于《黄帝内经》。在《素问·痹论》和《灵枢·营卫生会》等的论述中，都对营卫二气的生成、运行、生理、病理等进行了系统探讨，对调营卫的认识已非常系统。张仲景则把调营卫直接用于临床，广泛治疗各种疾病。清代叶天士、吴鞠通等则将营卫学说发展为“卫气营血”辨证体系，建立了温病学派。

然而，后人在研究营卫时，较多地关注《黄帝内经》与温病学派，对张仲景“调营卫”的临床理论与实践指导作用则有所忽视。实际上张仲景对营卫是极为重视的。在认识人体的生理功能，临床辨证认识病证的病因病机及指导立法、遣方用药方面，仲景都大量应用了调营卫的理念。

营卫的概念：“营”，亦为“荣”，有荣养、滋营之意；“卫”，则有保卫、护卫之意。《素问·痹论》载：“荣者，水谷之精气也……卫者，水谷之悍气也……”明确指出营卫的概念。卫气游行于人体周身，内而脏腑，外而肌肉皮毛，是水谷精微之气中剽悍的一部分。营气则为水谷精微中柔润之气，是人体的营养物质，是血中之津液。《灵枢》还描述了营卫二气的来源。《灵枢·营卫生会》云“人受气于谷，谷入于胃，以传与肺，五脏六腑皆以受气，其清者为营，浊者为卫”“营在脉中，卫在脉外”。

营卫的生理功能：《素问·痹论》曰“荣者，水谷之精气也，和调于五脏，洒陈于六腑”，说明营气最主要的功能就是荣养五脏六腑及四肢百骸。同时，营气还具有化生血液及组成津液的重要功能。《灵枢·邪客》云：“营气者，泌其津液，注之于脉，化以为血。”

卫气是水谷精气中悍烈的部分，运行脉外，慓疾滑利，循行不息。其功能一是调节机体内外环境，抵抗外邪。《素问·痹论》曰：“循皮肤之中，分肉之间，熏于肓膜，散于胸腹，逆其气则病，从其气则愈。”二是管理汗孔开合以调节体温、温煦肌肉、润泽皮肤。正如《灵枢·本脏》所说：“卫气者，所以温分肉，充皮肤，肥腠理，司开阖者也。”《灵枢·邪客》也说：“卫气者，出其悍气之慓疾，而先行于四末分肉皮肤之间而不休者也，昼日行于阳，夜行于阴，常从足少阴之分间，行于五脏六腑。”

营卫需要调和：卫阳靠营阴的内守而不逸脱，营阴靠卫阳的护卫而不泄漏。如《灵枢·天年》所说：“血气已和，营卫已通，五脏已成，神气舍心，魂魄毕具，乃成为人。”

如果营卫失调，人体各种功能都会受到影响，如睡眠。《灵枢·营卫生会》云：“黄帝曰：老人之不夜瞑者，何气使然？少壮之人不昼瞑者，何气使然？岐伯答曰：壮者之气血盛，其肌肉滑，气道通，营卫之行，不失其常，故昼精而夜瞑。老者之气血衰，其肌肉枯，气道涩，五脏之气相搏，其营气衰少而卫气内伐，故昼不精，夜不瞑。”此明确指出，人之睡眠与营卫密切相关。

营卫与脏腑的关系也很密切。《难经》第三十二难云：“心者血，肺者气，血为荣，气为卫，相随上下，谓之荣卫，通行经络，营周于外。”此具体指出了心肺与气血荣卫的密切关系。《灵枢·营卫生会》云：“营出中焦，卫出下焦。”李东垣说：“胃为卫之本，脾乃营之源。”此说明脾胃乃营卫生化之源。肾主诸阳，居下焦，而卫出下焦，可见肾与营卫也有特殊关系。

《伤寒论》将营卫学说纳入辨证论治体系。

在生理上，荣卫流通，刚柔相得，是为强壮。即《伤寒论·平脉法》所说：“阴阳相抱，荣卫俱行，刚柔相搏，名曰强也。”成无己为此注云：“阴阳调和，二气相抱，而不相戾，荣卫流通，刚柔相得，是为强壮。”

在病因病机上，营卫失调，则百病丛生。

例如，对于太阳中风本证，第 12 条“太阳中风，阳浮而阴弱，阳浮者热自发，阴弱者汗自出”；第 97 条“太阳病，发热汗出者，此为荣弱卫强，故使汗出”，都是讲营卫不和是太阳中风发病的关键病机。第 99 条“血弱气尽，腠理开，邪气因入，与正气相搏，结于胁下”，则指出营卫不足是少阳病的发病原因。

对于内伤病，仲景亦从营卫的角度来认识其病机所在。如第 53 条“病常自汗出者，此为荣气和。荣气和者，外不谐，以卫气不共荣气和谐故尔。以荣行脉中，卫行脉外，复发其汗，荣卫和则愈，宜桂枝汤”；第 54 条“病人脏无他病，时发热，自汗出，而不愈者，此卫气不和也。先其时发汗则愈，宜桂枝汤”，都是以营卫来认识其病机和定义其证候特征的。

在脉证并治上，仲景更是将调和营卫作为治疗大法，营卫不和者调营卫，卫气不足者补卫气，营气郁滞者通营气，总不离以营卫和谐为目的。

这具体体现在桂枝汤类方证之中，这在本文开头即有所提及，后面还将展开。

后世温病学家创立了“卫气营血”调病体系，直接将调营卫具体应用于温病临床。

以温病学家叶天士为代表，将其从六经辨证中独立出来。叶氏及其门人在长期的医疗实践中，发现温病的病理变化主要表现是人体卫气营血功能失调及其有关脏腑的实质损害，其发生、发展有一定的层次和阶段，临床证候的出现也有一定的规律性。故云：“卫之后方言气，营之后方言血。”

他以卫气营血理论概括了温病的病理特点，成为温病病理部位、病程阶段、传变层次的高度概括。在此理论中，卫气营血标志着病变浅深轻重的不同程度和阶段。一般来说，新感温病，邪在卫分，证多轻浅；气分证为邪已传里，病势较重；营分证为邪已深入，病势更重；血分证为最深一层，病势危重。而伏气温病则由里出表，由营血而达卫气。叶氏卫气营血辨证的临床意义有三：其一，它们是温热病发展的四个不同阶段，四类不同证候的概括；其二，标明了温热病发展变化的一般规律；其三，说明了温热病病情的轻重、病位的浅深、正邪的盛衰是论治的依据。

叶氏不仅明确提出了卫气营血辨证纲领，同时还确定了卫气营血不同阶段的治疗大法。此即叶天士弟子顾景文根据叶氏口述而著作的《温热论》第八条所说“在卫汗之可也；到气才可清气；入营犹可透热转气……入血就恐耗血动血，直须凉血散血”，丰富了调营卫的内容。叶氏卫气营血调病体系及其弟子华岫云等据此整理的《临证指南医案》，已经成为后世治疗温病乃至内科杂病的重要指南，至今仍有效地指导着临床实践。

下面，我们再专门谈谈桂枝、桂枝汤、桂枝汤类方，以期对读者临床应用有实际的帮助。

桂枝这味药，是经方中使用频率最高的药物之一。据《试论〈伤寒论〉对〈神农本草经〉药物学的继承和发展》统计，在仲景《伤寒论》诸方中使用频次在 20 次以上的药物依次为甘草（70 次）、桂枝（43 次）、大枣（40 次）、生姜（39 次）、芍药（33 次）、干姜（24 次）[生姜（39 次）+干姜（24 次）=用姜 63 次]、附子（23 次）、人参（22 次）。足见张仲景应用桂枝之广泛，对桂枝之重视。然而，自从晋代王叔和说“桂枝下咽，阳盛则毙”后，后世有的医家对桂枝望而生畏，人为地将其划入禁区。

实际上，桂枝汤用桂枝，是有严格的配伍要求的。

桂枝汤由桂枝、芍药、甘草、生姜、大枣五味药物组成。因其配伍巧妙，具有滋阴和阳、调和营卫、增强营卫功能等功效，本方刚柔相济，补散兼施，扶正祛邪，堪称制方典范。

桂枝味辛，性温，阳也。芍药味酸，性寒，阴也。生姜味辛辣，性温，配桂枝助卫阳，二者合用为姜桂汤，辛甘化阳，以调周身之阳气。大枣味甘，性温，配芍药补营阴，二者配伍，酸甘化阴，以滋周身之阴液。甘草味甘，性平，通行十二经，有护卫中气、调和诸药、安内攘外之功。配桂枝为桂枝甘草汤，能温补心阳；配芍药为芍药甘草汤，能和营养阴，舒挛止痛。

更进一步分析桂枝汤的两味主药：桂枝辛温助卫阳发汗，芍药酸收助营阴止汗，两药相合，发汗之中寓敛汗之旨，有既发汗，又止汗，既矛盾，又统一的“调”的作用，揭示了营卫的功能与作用及桂枝汤一表一里、一阴一阳，故谓之调和剂。前人所谓桂枝汤“外证得之解肌和营卫，内证得之化气调阴阳”之论，颇符合临床实践。

此外，桂枝汤的五味药中，除甘草外都是食材，厨房即可取用，而且喝起来口感也不错。用句时髦话说，这个药方“很亲民的”。

在《伤寒论》和《金匮要略》中，应用桂枝汤的条文达 14 条，可见应用范围之广。同时也明文规定了禁忌证，可见要用好桂枝汤也是有难度的。

桂枝汤的应用指征是自汗、恶风、发热或自觉热感、上冲感、动悸感、肌肉拘急疼痛、舌淡苔白、脉缓无力。现代广泛用于治疗汗证、发热性疾病，胸腹部的异常搏动、气上冲感和心慌为特征的疾病，如心肌炎、冠心病、高血压性心脏病、心脏神经官能症、频发室性期前收缩、阵发性心动过速；也用于许多过敏性疾病，如过敏性鼻炎、过敏性紫癜、哮喘、食物过敏，以及顽固性荨麻疹、湿疹、过敏性水肿等以瘙痒、渗出、遇风冷尤甚为特点的皮肤病。还用于妇科的妊娠呕吐、经期头身痛、产后自汗、更年期综合征；儿科的小儿厌食症、小儿惊风、小儿尿频；五官科的病毒性角膜炎、眼肌麻痹、卡他性结膜炎、神经性耳聋。另外，桂枝汤治疗的疾病还有血管神经性头痛、低血压、排尿性晕厥、弥漫性食管痉挛、冻疮、慢性肝炎恢复期、疲劳综合征等，不胜枚举。应用的关键，是符合上述应用指征，符合调营卫的机制。

王某，男，45 岁。

初患结膜炎，红肿疼痛。经西医治疗，红肿消退，但逐渐弱视失明，门诊及住院治疗一年多，中西药无效。初诊双目外观与常人无异，但阵发性弱视和失明，迎风加重，反复发作，经久不愈。拟调和营卫之法，处以桂枝汤全方。

桂枝 10g，白芍 10g，生姜 10g（自加，如拇指大），大枣 15g，甘草 10g，另加山药 15g、防风 10g。

服 2 剂后，未再迎风失明，但仍视物模糊。5 剂服完后，视物比较清楚。仍守方再服 5 剂，迎风弱视及失明痊愈。

这里加山药 15g、防风 10g，代替服药后须喝粥。因临床上很多患者要上班，不可能做到每次服药后喝粥。实践证明，加山药 15g、防风 10g，代替服药后喝粥，仍然有效。

有些著名医家，由于忽视了服药后须喝粥，使用桂枝汤无效，连《医林改错》的著者王清任都是如此。我在临床上，常把王清任的补阳还五汤与桂枝汤合用，治疗中风后遗症，效果明显好于只用补阳还五汤。这是因为，半身不遂直接涉及营血与卫气。只有营卫健运，才能促进气血生成；只有调营卫，补阳还五汤才能更好地发挥补气和活血化瘀的作用。

在临床上，也要注意不适合用桂枝汤的情况，《伤寒论》里就有三条明文规定不能用桂枝汤。①第 16 条“桂枝本为解肌，若其人脉浮紧，发热汗不出者，不可与之也，常须识此，勿令误也”。此即伤寒表实证禁用。②第 17 条“若酒客病，不可与桂枝汤，得汤则呕，以酒客不喜甘故也”。此即湿热内蕴证禁用。③第 19 条“凡服桂枝汤吐者，其后必吐脓血也”。此即里热壅盛证禁用。

下面就是一例服用桂枝汤呕吐的病案。

黄某，男，48 岁。

冬日应酬喝酒，宽衣出汗，当晚发热恶寒，次晨门诊测体温 39.4℃，恶寒体痛，头面汗出，舌淡红，苔白腻，脉浮大。予以桂枝汤。中午来电，告知服药则吐，再服再吐。询之平时嗜酒，复思头面汗出、苔白腻乃湿热之象，猛悟“若酒客病，不可与桂枝汤，得汤则呕”之忌，改用柴胡白虎汤，3 剂痊愈。

中国中医科学院从分子水平对桂枝汤的方证相应进行了实验研究，结果提示，Toll 样受体 TLR-3、TLR-4、TLR-9 mRNA 的表达上调，可能是桂枝汤证在免疫调节环节上的现代病理基础之一；桂枝汤证患者血清刺激 RAW264.7 巨噬细胞后产生免疫相关的细胞因子[IL-1β（白介素-1β）、IL-6、TNF-α（肿瘤坏死因子 α）、IFN-β（β 干扰素）]分泌，可能是中医桂枝汤证在免疫调节环节上的又一重要的现代病理基础。这也从一个侧面折射出桂枝汤调营卫的科学性和合理性。

桂枝汤的药味加减不宜过多，切忌变得面目全非而影响本方的调和作用，一般以 2～3 味药为宜，加味药多为黄芪、葛根、龙骨、牡蛎、当归、茯苓、白术、黄芩、附子等。近现代中医思想家、临床家、教育家程门雪，对伤寒、温病均有深邃造诣，他认为桂枝汤最重要的有四个加减法，即寒证加附子、热证加黄芩、虚证加人参、实证加大黄，有临床借鉴意义。

桂枝汤类方非常丰富，包括桂枝加桂汤、桂枝加芍药汤、桂枝加大黄汤、桂枝加葛根汤、桂枝加厚朴杏子汤等方。桂枝汤的变方及后世运用也非常丰富。限于篇幅，容后补充。

综上所述，调营卫是桂枝汤的理论基础，桂枝汤是调营卫的具体运用。谈到调营卫，莫忘桂枝汤；应用桂枝类，莫忘调营卫。

（胡春申　陈　进　胡　海　徐俊丽）

第七节　调　气　血

《黄帝内经》中说：“人之所有者血与气耳”“血气不和，百病乃变化而生”。《景岳全书·血证》说：“人有阴阳，即为血气，阳主气，故气全则神王；阴主血，故血盛则形强。人生所赖，惟斯而已。”气血在人体生命活动中扮演着最重要的角色。

气血是人体脏腑、经络等一切组织器官进行生理活动的物质基础，而气血的生成与运行又有赖于脏腑生理功能的正常。因此在病理上，脏腑发病必然影响到全身气血，而气血的病变也必然影响到脏腑的生理功能。如果把生命比作一棵树，那气血就是树根，气血是生命的根本。

调气血包括调气、调血和调理气血关系三个方面。

一、调　气

调气包括补气和调理气机两个方面。

（一）补气

补气适用于气虚证。气虚证是指元气不足，气的推动、温煦、固摄、防御、气化等功能减退或脏腑组织的功能活动减退所表现的虚弱证候。其临床表现为少气懒言、语音低微、呼吸气短、神疲乏力，或头晕目眩、自汗，活动后诸症加重，舌质淡嫩、脉虚等。由于人体气的生成，源于肾所化生的先天之气、脾胃运化的水谷精微之气及由肺吸入的自然界清气，因此补气多为补益肺、脾胃、肾等脏腑，且以调补脾胃为重点。临床上常用补气方剂根据五脏虚损分类，常用于治疗肺虚的代表方如补肺汤（主治肺气虚证）、人参蛤蚧散（主治肺肾气虚咳喘证）；治疗脾气虚的代表方以四君子汤为基础方，根据不同的兼症而加用不同的药物，常加减运用如六君子汤（主治脾胃气虚兼痰湿证）、异功散（主治脾胃气虚兼气滞证）、香砂六君子汤（主治脾胃气虚，湿阻气滞证）、参苓白术散（主治脾虚夹湿证）、生脉散（主治气阴两虚证）。

（二）调理气机

调理气机适用于气机失调的病证。气机失调的病证主要有气滞、气逆、气陷、气闭、气脱等。

1. 气滞证　又称气郁证，是指人体某一部分或全身的气机阻滞运行不畅，临床表现为胸胁脘腹等处胀闷、疼痛，时轻时重、走窜不定或随情绪波动而加重或减轻，脉象多弦，可无明显舌象变化。气滞者宜行气，常用代表方药如越鞠丸（主治六郁证）、柴胡疏肝散（主治肝气郁滞证）、金铃子散（主治肝郁化火证）、瓜蒌薤白半夏汤（主治痰壅气滞之胸痹证）、半夏厚朴汤（主治痰气郁结证）、天台乌药散（主治寒滞肝脉之小肠疝气）等。

2. 气逆证　是指气机升降失常，气上冲逆所表现的证候。气逆可分为肺气上逆、胃气上逆、肝气上逆三类。气逆者宜降气。外邪、痰饮等犯肺导致肺失肃降而气逆，则见咳嗽、喘息等症，为肺气上逆证。常用方药如苏子降气汤（主治痰浊壅肺，肺气不降，肾不纳气证）、定喘汤（主治风寒外束，痰热内蕴之喘逆证）等。因寒、热、水饮、食、瘀血等原因导致胃失和降而气机上逆，则见呃逆、嗳气、恶心、呕吐等症状，为胃气上逆证。常用方药如木香顺气丸（主治胃气上逆证）、旋覆代赭汤（主治中虚痰阻气逆证）、橘皮竹茹汤（主治胃虚有热之呃逆）、丁香柿蒂散（主治虚寒呃逆）等。若因情志不遂、郁怒惊恐等导致肝气失调，升发太过而无制，见头痛、眩晕、气从少腹上冲胸咽等，为肝气上逆证。常用代表方药为五磨饮子（主治七情郁结、脘腹胀痛）、柴胡疏肝散（主治肝郁气滞，胁肋疼痛）。

3. 气陷证　是指气虚无力升举，清阳之气不升反而下陷，气陷证一般由气虚证发展而来，临床常以头晕眼花、耳鸣、疲乏短气、自觉气坠感，或脱肛、阴挺等症状为主要表现。常用方药如补中益气汤（主治气虚下陷证）、举元煎（主治气虚下陷证）、升陷汤（主治胸中大气下陷，气短不足以息）。

4. 气闭证　是指因大怒、暴惊、忧思过极等，致使气机闭塞，出现神昏或晕厥、肢厥等症状为主要特征的病证，又称神气郁闭证。气闭证在临床上常以芳香开窍药为主，具有开窍通闭、醒神作用，神昏或晕厥之证有虚实之分，属于实证者为闭证，属于虚证者为脱证。临床常用于治疗闭证的方药有安宫牛黄丸、紫雪丹、至宝丹，合称“凉开三宝”（主治温热病，邪热内陷心包证）。从三方功用分析，各有所长，其中安宫牛黄丸长于清热解毒，适用于邪热较重，身热为甚，属邪热内闭者；紫雪丹长于息风止痉，适用于兼有热极风动而抽搐痉厥者；至宝丹长于芳香开窍，化浊辟秽，适用于痰浊偏盛，昏迷较重者。苏合香丸（主治寒闭证）属于温开方药。以上方剂亦可用于中风闭证。

5. 气脱证　是上述气闭中的虚证，指元气亏虚已极，气息奄奄欲脱的危重证候，气脱证乃全身功能极度衰竭的病理变化，若未能及时抢救便会气绝身亡。其临床常表现为呼吸微弱而不规则，或见昏迷。气脱证在临床上常用益气固脱、回阳救逆之法，代表方药如通脉四逆汤（主治少阴病、阴盛格阳证）、参附汤（主治阳气暴脱证）、回阳救急汤（主治寒邪直中三阴，真阳衰微证）、四逆汤（主治少阴病阳衰阴盛证）。

二、调　血

调血包括补血、调理血运、调血热、调血寒证。

1. 血虚证　是指血液亏少，不能濡养脏腑、经络、组织而表现的虚弱证候。其临床表现为面色淡白或萎黄，口唇、眼睑、爪甲淡白，头晕眼花，心悸多梦，手足发麻，妇女经血量少色淡、衍期甚或经闭，舌质淡，脉细无力。由于血源于水谷精微，与脾、胃、心、肝、肾等脏腑的功能密切相关。因此，补血重视对脾胃的补养，临床常用代表方如四物汤、当归补血汤、归脾汤等。

2. 血运失常　是指血瘀证和出血，凡离经之血液，未能及时排出或消散，而停留于某一处，血液运行受阻，瘀积于经脉或器官组织之内，呈凝滞状态，失却生理功能，均属于瘀血。由瘀血内阻而产生的证候，称为血瘀证。其临床表现为疼痛、肿块、出血、舌脉改变等。治疗予以活血化瘀之法。临床常用方药有血府逐瘀汤（主治胸中瘀血证）、通窍活血汤（主治头面瘀阻证）、膈下逐瘀汤（主治膈下瘀血证）、少腹逐瘀汤（主治少腹寒凝血瘀证）、复元活血汤（主治跌打损伤，胁下瘀血）、七厘散（主治跌打损伤，筋断骨折之瘀血肿痛）、温经汤（主治冲任虚寒，瘀血阻滞证）、生化汤（主治产后瘀血腹痛）、失笑散（主治心腹瘀血停滞证）、身痛逐瘀汤（主治瘀阻经络证）、补阳还五汤（主治气虚血瘀证）、桃核承气汤（主治下焦蓄血证）。

3. 出血　大多是由血热引起的。血热证是指火热炽盛，热迫血分所表现的实热证候，常见于外感温热病的最深重阶段，称为“血分证”。其临床表现为咳血、吐血、衄血、尿血、便血、月经过多、崩漏等。常用方药有清营汤（主治热入营分证）、犀角地黄汤（主治热入血分证）、十灰散（主治血热妄行之上部出血）、小蓟饮子（主治热结下焦之血淋、尿血）等。

4. 血寒证 是指寒邪客于血脉，凝滞气机，血液运行不畅所表现的实寒证候。其临床表现为手足冷痛、肤色紫暗发凉，或少腹拘急冷痛，喜暖畏寒，得温痛减，或月经衍期，经色暗淡，夹有血块，舌紫暗，苔白，脉沉迟而涩。临床常用的方药有当归四逆汤（主治血虚寒凝经脉证）、艾附暖宫丸（主治寒凝胞宫证）、温经汤（主治血海虚寒之月经不调）、黄芪桂枝五物汤（主治寒凝经脉证）。

三、调理气血关系

气血之间的关系密切，故在病理上常相互影响，气属于阳，血属于阴，“气主煦之，血主濡之”（《难经·二十二难》）。气与血的关系，古人用“气为血之帅，血为气之母”加以概括，即气能生血、气能行血、气能摄血，血能养气、血能载气的并存互养关系。故而有气病及血或血病及气的病变，结果是气血同病，故需调理两者的关系，使其恢复协调平衡的状态是治疗疾病的常用法则之一。

（一）气病及血的调理方法

气病及血主要有气滞血瘀、气虚血瘀、气不摄血与气血两虚几个方面。

1. 气滞血瘀 是由于气机郁滞而导致血行瘀阻的一类复合证候，临床上对于气滞血瘀的调理包括中草药和中医适宜技术，对于中草药主要以疏肝解郁、活血化瘀的药物为主，如柴胡、郁金、川芎、丹参等，常用方有柴胡疏肝散、金铃子散、失笑散等。值得强调的是，运用中医适宜技术的方法，主要有针刺、艾灸、拔罐、刮痧、推拿、药浴等。这些方法突出了中医特色，疗效确切，经济简便、可操作性强，且经过长期临床验证，是安全、可靠的中医诊疗技术。中医外治法通过刺激人体经络穴位，起到疏通经络、行气活血的作用，来达到调理气滞血瘀的目的，深受广大患者的认可。

2. 气虚血瘀 是由气虚行血无力而导致的血瘀，宜补气为主兼行血，代表方如补阳还五汤。

3. 气不摄血与气血两虚 气不摄血是气虚摄血无力导致的血液溢于脉外的证候。气血两虚是气虚证和血虚证同时存在的复合证候。这两种情况宜以补气为主，辅以补血或气血双补，临床常用补中益气汤、归脾汤、八珍汤、十全大补汤、炙甘草汤等加减。

（二）血病及气的调理方法

血病及气主要有血脱气脱，又称气随血脱。血能载气养气，气无形而血有形，气动而血静，无形之气必须附于有形之血，才能行于脉中而不散逸，气属阳血属阴，作为功能之气而言，必得血的濡养才能发挥其生理效应，故有“血为气之母”的说法。

所以血虚者，不足以养气，可导致气虚，宜补血为主，辅以益气，但气随血脱者，应先益气固脱以止血，待病势缓和后再进补血之品。临床治疗气随血脱的方药有独参汤、参附汤、固冲汤等。

总之，气属阳，主动，主煦之，血属阴，主静，主濡之。“气中有血，血中有气，气与血不可须臾之相离，乃阴阳互根，自然之理也”（《难经本义》）。“人之一身，皆气血之所循行，气非血不和，血非气不运，故曰：气主煦之，血主濡之”（《医学真传》）。气与血一阴一阳，互相维系，共同维持人体正常的生命活动。

（童　羽）

第八节　调　升　降

中医学从气是宇宙的本原，是构成天地万物的最基本的元素这一基本观点出发，认为气是构成人体的最基本物质，也是维持人体生命活动的最基本物质。故曰“天地合气，命之曰人”（《素问·宝命全形论》）。人体气的升降出入维持着基本的生命活动，故中医将人体气机升降高度概括为“脾之运化”“胃之受纳”“肺宣发肃降”“肝之疏泄”“心肾相交”等。“百病生于气”，在此基础上通过气机升降法治疗气机失调疾病，使气不虚不散、不上不下、不闭不脱、不结不乱，从而使气机的升降出入运动归于正常，以达到“谨察阴阳所在而调之，以平为期”，则“正气存内，邪不可干”（《素问·至真要大论》）。

一、升降的概念

“形而上者谓之道，形而下者谓之器”（《易经·系辞上》）。“道”是无形象的，含有规律和准则的意义；“器”是有形象的，是指具体事物的物质形态。中医学认为，每一个器物内部都是由于气的运动，器物内部出现升降的变化，同时与外界环境又发生内外出入的关系。故《素问·六微旨大论》曰“升降出入，无器不有”“高下相召，升降相因”。

“人以天地之气生，四时之法成”“天地合气，命之曰人”（《素问·宝命全形论》）。人体气机升降维持生命活动的基本过程，诸如呼吸运动、水谷的消化吸收、津液代谢、气血运行等，无不赖于气的升降出入运动才能实现。气机调畅则五脏六腑气化功能正常进行；反之，气机失调则五脏六腑气化功能失常，机体新陈代谢失衡，势必百病丛生，如“气始而生化，气散而有形，气布而蕃育，气终而象变，其致一也”（《素问·五常政大论》）、“气者，人之根本也”（《难经·八难》）、“人之生死，全赖乎气。气聚则生，气壮则康，气衰则弱，气散则死”（《医权初编》）、“死生之机，升降而已”（《素问·六微旨大论》），故治疗百病当以调气为要。

二、人体气机的升降

中医学从整体出发，认为人体也是一个统一的整体。五脏六腑、经络、气血之间的升降运动是相互为用、相互制约和相互化生的。一般说来，五脏贮藏精气，宜升；六腑传导化物，宜降。就五脏而言，心肺在上，在上者宜降；肝肾在下，在下者宜升；脾居中而通连上下，为升降的枢纽。左右为阴阳之道路，肝主升发，从左而升，肺主肃降，从右而降，肝左肺右，犹如两翼，为气机升降的道路。故人体的气机升降推动着生命活动的正常进行。

（一）脾胃是升降的枢纽

脾胃居中，为气机上下升降之枢纽。脾的运化功能，不仅包括消化水谷，而且包括吸收和输布水谷精微。脾的这种生理作用，主要是将水谷精微向上输送到心肺，并借助心肺的作用以供养全身。所以说“脾气主升”。胃主受纳腐熟，以通降为顺。胃将受纳的饮食物初步消化后，向下传送到小肠，并通过大肠使糟粕浊秽排出体外，从而保持肠胃虚实更替的生理状态，所以说“胃气主降”。“纳食主胃，运化主脾，脾宜升则健，胃宜降则和”（《临证指南医案》）。故脾胃健旺，升降相因，是胃主受纳、脾主运化的正常生理状态。升为升清，降为降浊，所以说“中脘之气旺，则水谷之清气上升于肺而灌溉百脉；水谷之浊气下达于大小肠，从便溺而消”（《寓意草》）。总之，“脾胃之病……固当详辨，其于升降二字，尤为紧要”（《临证指南医案》）。脾胃居中，为人体气机升降的枢纽。所以，胃气不降，不仅直接导致中焦不和，影响六腑的通降，甚至影响全身的气机升降，从而出现各种病理变化。

在病理情况下，脾胃在病变过程中，往往相互影响。主要表现在纳运失调、升降反常和燥湿不济三个方面。

（二）肝肺是升降的枢转

“肝生于左，肺藏于右”（《素问·刺禁论》）。肺居膈上，其气肃降；肝居膈下，其气升发。肝从左而升，肺从右而降，“左右者阴阳之道路也”（《素问·阴阳应象大论》）。肝从左升为阳道，肺从右降为阴道，肝升才能肺降，肺降才能肝升，升降得宜，出入交替，则气机舒展人体精气血津液运行以肝、肺为枢转，肝升肺降，以维持人体气机的正常升降运动。

肝、肺的气机升降，实际上也是气、血的升降。肝藏血，调节全身之血；肺主气，治理调节一身之气。肺调节全身之气的功能又需要得到血的濡养，肝向周身各处输送血液又必须依赖于气的推动。总之，全身气血的运行，虽赖心所主，但又须肺主治节及肝主疏泄和藏血作用的制约，故两脏对气血的运行也有调节作用。

在病理情况下，肝与肺之间的生理功能失调，主要表现在气机升降失常和气血运行不畅方面，如肝火犯肺（又名木火刑金）等。

（三）心肾是升降的根本

从阴阳、水火的升降理论来说，在上者宜降，在下者宜升，升已而降，降已而升。心位居于上而属阳，主火，其性主动；肾位居于下而属阴，主水，其性主静。心火必须下降于肾，与肾阳共同温煦肾阴，使肾水不寒。肾水必须上济于心，与心阴共同涵养心阳，使心火不亢。肾无心之火则水寒，心无肾之水则火炽。心必得肾水以滋润，肾必得心火以温暖。在正常生理状态下，这种水火既济的关系，是以心肾阴阳升降的动态平衡为其重要条件的，所以说“人之有生，心为火，居上，肾为水，居下；水能升而火能降，一升一降，无有穷已，故生意存焉”（《格致余论·相火论》）。水火宜平而不宜偏，水火既济而心肾相交。水就下而火炎上，水火上下，名之曰交，交为既济，不交为未济。总之，心与肾，上下、水火、动静、阴阳相济，使心与肾的阴阳协调平衡，构成了水火既济，心肾相交的关系，故曰“心肾相交，全凭升降。而心气之降，由于肾气之升，肾气之升，又因心气之降”（《慎斋遗书》）。故曰“心肾不交，毕竟是肾水下涸，心火上炎，由于阴虚者多，但亦偶有阳虚证……不独阴虚之证也”（《鲟溪医论选》）。

在病理状态下，心与肾之间的水火、阴阳、精血的动态平衡失调，称为心肾不交，表现为水不济火，肾阴虚于下，而心火亢于上之心肾阴虚，或水气凌心、心肾阳虚等。

三、升降的调和

（一）调脾胃气机升降

调和脾胃气机升降首选辛开苦降，代表方为半夏泻心汤，通过加减化裁演化出泻心汤类方，包括生姜泻心汤、甘草泻心汤、大黄黄连泻心汤、附子泻心汤。

半夏泻心汤处方：半夏 12g（洗），黄芩、干姜、人参、甘草（炙）各 9g，黄连 3g，大枣 12 枚（擘）。功能主治：和胃降逆，散结消痞。主寒热中阻，胃气不和，心下痞满不痛，或干呕，或呕吐，肠鸣下利，舌苔薄黄而腻，脉弦数者。

方中半夏和胃降逆，消痞散结为君；干姜温中散寒，黄芩、黄连清泻里热为臣；人参、炙甘草、大枣益气健脾，和中补虚为佐。凡因寒热互结于心下，胃气不和，见症如上所述者，均可用之。

生姜泻心汤处方：生姜 12g（切），甘草 9g（炙），人参 9g，干姜 3g，黄芩 9g，半夏 9g（洗），黄连 3g，大枣 12 枚（擘）。功能主治：和胃消痞，散结除水。治水热互结，胃中不和，心下痞硬，干噫食臭，腹中雷鸣，下利。

甘草泻心汤处方：甘草 12g（炙），黄芩 9g，干姜 9g，半夏 9g（洗），大枣 12 枚（擘），黄连 3g。功能主治：益气和胃，消痞止呕。治伤寒中风，医反下之，以致胃气虚弱，其人下利日数十行，完谷不化，腹中雷鸣，心下痞硬而满，干呕，心烦不得安。

用半夏泻心汤调脾胃气机升降以调理血糖病案如下。

雷某，男，54 岁。患糖尿病，用控制饮食、运动、降糖药结合治疗，但效果不理想。口干多饮，时欲呕恶，多食易饥，心下痞满，解大便时加重，大便时干时稀，近 1 个月体重减轻 4.5kg，心烦恐惧，求助中医。舌边尖红，苔黄白相间，脉滑数。投以半夏泻心汤，服 10 剂后血糖稳定在正常范围。

分析：要善于抓主症。《金匮要略・呕吐哕下利病脉证治》第 10 条“呕而肠鸣，心下痞者，半夏泻心汤主之”。此句提示半夏泻心汤的主症是上呕，中痞，下不适。抓住这个主症，调脾胃之升降，效果显著。临床用其治疗很多消化道的炎症，如幽门螺杆菌感染等，多有卓效。半夏泻心汤的舌象特点为舌边尖红，苔腻，黄白相兼，或黄白交替出现，脉滑数或弦滑或濡。不必苦思冥想患者是湿重于热还是热重于湿，邪在气分多还是血分多，经方很直接，辛开苦降，调理脾胃升降则愈。

半夏泻心汤与小柴胡汤相比，少一味柴胡，多一味黄连，所治之病也由胸胁转入心下。半夏泻心汤与甘草泻心汤及生姜泻心汤相比，三者的药物组成及功效、主治证候大同小异，均以心下痞、肠鸣、便溏等胃肠道症状为主，堪称三姊妹方。半夏泻心汤方证以心下痞、呕逆较著；生姜泻心汤方证以心下痞硬、干噫食臭、腹中雷鸣、下利为主；甘草泻心汤方证则更见完谷不化、下利为剧，人更虚弱，并有心烦失眠、多梦、焦虑、不安等症状。半夏泻心汤与黄连汤相比，少一味桂枝，多一味黄芩，所主之病在心下，且无气上冲。半夏泻心汤与黄连温胆汤相比，后者所主精神症状更为突出，如失眠、心烦、心悸、易惊、多梦等，半夏泻心汤方证则以胃肠道症状为主。临床须在细微处留意。

上述诸方，运用得当，可治疗急慢性胃炎、胃十二指肠溃疡、慢性胆囊炎、胃肠功能紊乱、慢性肠炎、肝炎腹胀、甲状腺功能亢进症（甲亢）伴腹泻、痤疮、结膜炎、慢性哮喘、口腔溃疡、顽咳、冠状动脉粥样硬化性心脏病（冠心病）、失眠、眩晕、焦虑症、抑郁症、妊娠呕恶、黄带、闭经等疾病。

（二）调肝肺气机升降

肝以升发为顺，肺以宣降为和，由于肝藏血，肺主气，故肝肺的升降实质上也是气血的升降，若肝气横逆，肺失宣降，则一身气血皆滞，肝肺升降失常的调理，是一个重要方面，因肺失宣降则木受金刑，致肝气不得升发，正如王孟英所谓：“清肃之令不行……升降之机亦窒。”治疗疑难病证常用“轻可去实”之法，以质地轻扬、气味轻薄之品，性能宣透通达，归经入肺，有助于恢复肺的宣降本性，使气机升降有度。例如，取辛夷花、苍耳子宣通肺窍治过敏性鼻炎，石楠叶、苦丁茶苦泄降气治神经性头痛，紫菀启上开下治二便不利，桑叶、桑白皮引药入肺治面部色素沉着等，往往一举中的。

临床上采用疏肝理气的四逆散合旋覆花汤降肺气共调肝肺之气机升降，往往效果显著。

（三）调心肾

心居阳位，为清旷之区，诸阳受气于胸中，若心阳不振，则血脉失畅，胸痹、心痛之证即发。据此，用《伤寒论》少阴病方剂治疗心血管病，疗效显著。例如，取麻黄细辛附子汤治慢性肺源性心脏病，由于咳喘日久，肺病及肾，正气不固，屡招寒袭，形成肺蕴寒饮，肾虚不纳的病理状态，症见咳喘气短，咯痰白沫，遇寒频发，胸痞心悸，肢体浮肿，脉沉细等，治疗亟当宣肺散寒、补肾温阳，方用麻黄细辛附子汤最为合拍，方中麻黄虽治咳喘，但作用在肺，其效甚赞，必与附子配伍，肺肾同治，内外衔调，方可使风寒散而阳自归，精得藏而阴不扰。细辛入肺、肾二经，功能温饮定喘，其虽辛散有余，但合以附子，则可泻肺纳肾，攻补兼顾，常与小青龙汤、三子养亲汤、苓桂术甘汤同用，有相得益彰之功。

故升降的调和，旨在恢复人体各脏腑组织的气机升降，以达到《素问·至真要大论》所言之“谨察阴阳所在而调之，以平为期”，则“正气存内，邪不可干”的目的。

（朱昵漫）

第九节　调　肝　脾

“肝为木气，全赖土以滋培，水以灌溉”（《医宗金鉴·删补名医方论》），“木虽生于水，然江河湖海无土之处，则无木生，是故树木之枝叶萎悴，必由土气之衰，一培其土，则根本坚固，津液上升，布达周流，木欣欣向荣矣”（《程杏轩医案辑录》）。肝属木，脾属土，肝主疏泄，管理疏通。脾主运化，管理运输，“木疏土”是肝、脾之间的正常关系。肝藏血，脾统血，肝脾相互依赖、相互协调，共同维持血液的生成和循行。这些无不说明了肝、脾之间的密切关系。

在临床上肝脾不调极为常见。所谓“调肝脾”的“调”，我个人理解为“平衡”之意。中医五行学说认为，“亢则害，承乃制”，事物有生化的一面，也有克制的一面，用以解释人体生理平衡的调节。明代医家张景岳《类经图翼·运气上》曰“盖造化之机，不可无生，亦不可无制。无生则发育无由，无制则亢而为害”。若有生而无克，势必亢盛之极而为害，应该抵御这种过亢之气，令其节制……五行相生相克，生中有克，克中有生，才能保持动态平衡和协调发展。反之，如果失去了正常的生克制化，打乱了动态平衡和协调发展，必然导致脏腑功能失调，这时就需要“调”。因此“调肝脾”是指平衡肝、脾两脏的生理功能，使之恢复正常状态。

一、肝脾之间的生理关系

肝与脾之间的正常的生理关系，主要表现在疏泄与运化、藏血与统血之间的相互关系。具体体现在消化和血液两个方面。

（一）消化方面

肝主疏泄，调节胆汁分泌，帮助脾胃进行饮食物的消化。所以，脾得肝之疏泄，则升降协调，运化功能健旺，肝得脾所输布的水谷精微化生血液滋养，才能使疏泄功能正常运行，正如叶天士指出的“木能疏土而脾滞以行”。脾气健运，气血生化之源充足，才能不断输送和滋养于肝，肝才能得以发挥正常的作用。故《素问·宝命全形论》曰：“土得木而达，木赖土以培之。”肝与脾在功能上，相互协调，正如《医学衷中参西录》所云：“盖肝之系下连气海，兼有相火寄生其中……为其寄生相火也，可借火生土，脾胃之饮食更赖之熟腐……肝脾者，相助为理之脏也。”两者在生理上相互为用。

（二）血液方面

血液的循行，虽由心所主持，但与肝、脾有密切的关系。肝主藏血，脾主生血统血。脾之运化依赖于肝之疏泄，而肝藏血又依赖于脾之化生血液。脾气健运、血液的化源充足，则生血统血功能旺盛。脾能生血统血，则肝有所藏，肝血充足，方能根据人体生理活动的需要来调节血液，此外，肝血充足则疏泄正常，气机调畅，使气血运行无阻。

二、肝脾之间的病理关系及临床表现和治疗

人体是一个有机的整体，是以五脏为中心，配以六腑，通过经络系统“内属于腑脏，外络于肢节”的作用实现的。在生理情况下，五脏相互资生、相互制约以维持人体的正常生命活动；在病理情况下，五脏病邪相互影响，相互转变。肝脾失调是临床最常见的脏腑兼证之一，指肝失疏泄，脾失健运，两脏关系失调，功能紊乱所致的病证。

临床常见肝脾失调的主要病理表现及其相应治疗分述如下。

（一）木旺乘土

木旺乘土是指肝木过于强盛，克脾土太过，造成脾土不足，故肝气横逆，则导致脾胃气机紊乱。其临床多表现为胃脘胁肋胀痛，嗳气呃逆、吞酸嘈杂、食少纳减、情志抑郁、善太息、急躁易怒、舌红苔薄黄、脉弦或弦数。木旺乘土又称肝气犯胃，治疗应予以舒肝解郁、健脾养血之法，代表方为逍遥散类（丹栀逍遥散、黑逍遥散）、左金丸。

（二）土虚木乘

土虚木乘又称脾虚肝强，是指肝木并不过于亢盛，但由于脾土不足，形成木克土相对增强，使脾土更为虚衰，故当脾胃虚弱，则更易受肝气克伐，肝气乘虚而入，导致肝脾不和，从而使两者之间失去正常制约的平衡状态。其临床常表现为头晕乏力、纳呆嗳气、胸胁胀满、腹痛泄泻等脾虚运化失常，治疗应以健脾益气“扶土抑木”法为主。

（1）比较以上两种肝脾失调的临床表现，前者是抵御过亢之气，后者是补其不足，前者用的是“抑木扶土法”，后者用的是“扶土抑木法”。具体应用时要具体分析，也就是说要区别患者到底是以脾虚为主，还是以肝旺为主，如果是以肝旺为主，则应行“抑木扶土法”，即“疏肝健脾法、调和肝胃法”。

医案 1 胡春申教授常用方药左金丸合香连丸加味，治疗一例男性患者，37 岁，每当饮酒后，情绪急躁，腹部潮热伴面部潮红、恶心呕吐、胃脘不适，查舌红苔黄，脉弦数。辨证分析：肝郁化火、肝火犯胃导致呕吐、嘈杂。这就是抑木扶土法的适应证，体现了“见肝之病，知肝传脾，当先实脾”的临床意义。

医案 2 患者，女，49 岁，因家事情志抑郁 2 个月，气郁化火，心烦易怒，纳食减少，失眠多梦，脉弦数。胡春申教授用丹栀逍遥散来清热疏肝解郁、健脾养血治疗肝郁化火证所致肝脾不调型失眠，取得了良好的疗效。此为泻肝顾脾法的代表方。

（2）后者提到“扶土抑木”治法，就会联想到一个著名方剂“痛泻要方”。痛泻要方主治脾虚肝旺，由防风、白芍、陈皮、白术四味药组成，防风、白芍、陈皮这三味药都没有扶土的作用，只有一味白术有扶土的含义，从痛泻要方的主治症状来看，都是一派肝气横逆，乘克脾土的症状，并无虚象。假如是由于脾虚而导致土虚木乘，痛泻要方真的有效吗？胡春申教授常运用健脾胃、降肝火的治法，采用参苓白术散健脾除湿，合左金丸清肝火来治疗脾虚肝旺所致土虚木乘，认为可能比“痛泻要方”的疗效要好。

（三）木虚土侮

正常情况下，木克土，若木过度虚弱，土会因为木的衰弱而“反克”木。这种现象称为“木虚土侮”。临床常见有脾胃湿热或寒湿壅滞，影响肝气条达，即土太湿，所以土壅木郁。其临床表现为胃脘痛，腹胀，纳呆，便溏，苔薄白，脉弦细。而肝木被反侮而郁后，胸胁满闷，乳房胀痛，月经不调，太息抑郁等，俗称肝脾不调。其实，脾虚湿盛是原因，土壅木郁为表现，肝脾血虚是结果。所以，一方面健脾祛湿养血，一方面疏肝理气，比如《太平惠民和剂局方》的逍遥散，就是这个路子。如果土壅木郁日久，血虚发热，就用丹栀逍遥散。逍遥方系列包括加味逍遥散、黑逍遥散、丹栀逍遥散等，肝脾同治，为调肝养血之名方，在临床上的运用非常广泛，只要病机相同，即可异病同治。

三、治未病思想与既病防变

《金匮要略》中有这样一句话（第一段）“问曰：上工治未病，何也？师曰：夫治未病者，见肝之病，知肝传脾，当先实脾，四季脾旺不受邪，即勿补之。中工不晓相传，见肝之病，不解实脾，惟治肝也……”这其中的“实脾”并不是单纯的“补”，而是“调”与“补”的有机结合。现举例如下。

患者，男，52岁。

2019年5月初诊时见：患者形体肥胖，自诉腹胀痛，尤其右上腹部胀痛，伴吞酸嗳气，便秘与便溏常交替出现，伴口干苦并强调睡眠太差3月余，查舌红，苔黄厚腻，脉弦数有力。既往有“高血压、高尿酸血症、高脂血症、病毒性肝炎”病史，间断西医西药治疗。目前，查乙肝五项为“小三阳”。患者自诉以前从未服用中药，而且有讳疾忌医的心理，但最近身体每况愈下，甚至无心工作。服用西药后，上述症状无明显改善，故来中医科尝试中药治疗。依据临床表现，结合四诊和既往病史可见，此患者是典型的肝胆湿热兼肝火犯胃证，治以清泻肝胆湿热为主，方药用龙胆泻肝汤合左金丸加减。

连服7天后，患者自诉腹胀痛及口干苦明显好转，主动要求继续中药治疗，10余天后，患者舌苔黄厚腻明显消退，自诉诸症减轻，再转用香砂六君子汤加减治疗10余天后睡眠逐渐好转。

这位患者能够取得良好的疗效，得益于胡春申教授言传身教“见肝之病，知肝传脾，当先实脾”的临床意义。在这个病案中得到启示，在临床中虽讲要治病求本，但首先辨邪正虚实。在治疗上，先采用调理中焦法，祛除肝胆湿热病邪，后采用顾护脾胃之法并充分体现了这种“实脾”法并不是单纯的“补”，而是“调”与“补”的有机结合。

（童 羽）

第十节 调 心 肾

《格致余论》云“人之有生，心为之火居上，肾为水居下，水能升而火能降，一升一降，无有穷已，故生意存焉”，意思是人之所以有了生命，是水升火降，循环往复的结果；《类经图翼·无形统论》曰“五行之理，交互无穷……变虽无穷，总不出乎阴阳；阴阳之用，总不离乎水火”，这些理论都证明了水火相交的重要性。而在人体内，心为火，在上焦，肾为水，在下焦，只有二者调和，人体才能达成一种平衡，最终达到阴平阳秘的结果。若二者失调，则可能出现心烦不寐、多梦、五心烦热、心悸、水肿、小便不利等症状，大致可分为阴虚火旺、心肾阳虚、阳虚火亢几种类型。孙庆中在《吴医汇讲》所提到的“水不升为病者，调肾之阳，阳气足，水气随之而升，火不降为病者，滋心之阴，阴气足，火气随之而降，则知水本阳，火本阴，坎中阳能引升，离中阴能降故也”，为心肾不交的主要治疗原则，即使二者调和。

一、生 理 联 系

《易经·八卦》可以说是中医学形成的哲学基础，八卦分别为乾、坤、震、巽、坎、离、艮、兑，在中医学中，分别以其代表不同的脏腑，《金丹大成集》中曰“肾为坎、心为离”。在《易经》当中乾坤是众卦之父母，是相对于整个天地而言，而人体是属于大天地中的一个小宇宙，对于人体这个小宇宙而言，坎、离分别代表肾水、心火，《类经图翼》云“造化之权，全在水火”，所以在人体健康当中，特别重视坎、离二卦，即心、肾之间的关系。在人体的自然生理现象中，离在上，坎在下，而“火曰炎上，水曰润下”，乍看二者不符合水火相交的生理表现，但在八卦中离卦☲为两个阳爻当中一个阴爻，坎卦☵为两个阴爻当中一个阳爻，《易经》当中提到“水火既济，坎上离下”，要达到既济、平衡、调和状态，必须使得相对应的两卦产生相互关系，才是完整和谐的卦象，故离中之阴是阳中之阴，坎中阳是阴中之阳，二者并不单纯指生理位置，而是其功能联系，即心火能降以温肾水，肾水能升以制心火，最终使二者调和。

《灵枢·经脉》曰“肾足少阴之脉，起于小趾之下，邪走足心……其直者，从肾，上贯肝膈，入肺中，循喉咙，挟舌本，其支者，从肺出，络心，注胸中”“心手少阴之脉，起于心中，出属心系……其支者，从心系，上挟咽，系目系，其直者，复从心系，却上肺”；《素问·缪刺论》曰“邪客于足少阴之络，令人卒心痛”，从经脉关系来看，心肾是相互有交集的，是密切联系的。

心、肾二经同属于少阴经，唐容川《中西医汇通医经精义》云“足少阴肾，其支出入心，以见心肾相交坎离互济之易耳”，足少阴之脉入胸中，手少阴之脉起于胸中，通过肺的宣发肃降使心肾水火相调和。《素问·缪刺论》中提到“邪客于足少阴之络，令人卒心痛……无积者，刺然骨之前放血”，意思是若邪气侵犯足少阴肾经，亦会使人突然出现心痛的情况，如胸痛彻背、口唇发绀等症状。

《素问·六节藏象论》曰“心者，生之本，神之变也”，是说人的心脏是人生命的根本，是精神意志所在，主藏神，是人体生命活动的主宰。而“肾者，主蛰，封藏之本，精之处也”，肾是精气所处的地方，是阳气内藏的根本，主藏精，是人体生命活动的根本。《类证治裁·内景综要》曰“神生于气，气生于精，精化气，气生神”，《类经》曰：“虽神由精气而生，然所以统驭精气而为运用之主者，则又在吾心之神”，故而精气充足，外可养阳气而使阳气旺盛，内又可养髓脑官窍，则神明自旺。精为神之宅，神为精之象，说明二者是相互相依的关系。

从八卦、水火、经脉、精神各方面的关系而言，心、肾二者都是紧密联系的，故而只有心肾调和，才能达到阴平阳秘的状态。

二、辨证分型

在《重订严氏济生方·白浊赤浊遗精论治》中提到“心火炎上而不息，肾水散漫而无归，上下不得交养，心肾受病……此皆心肾不交”，这是“心肾不交”首次被明确提及。正常的生理状态下心肾之间的关系为心火下降于肾，与肾阳共同温煦肾阴，使肾水不寒，肾水上济于心，使心火不亢。若水火不相既济，即心肾不相调和，可能出现以下几种情况。

（一）阴虚火旺

阴虚火旺即肾水不足而致心火虚旺。《世医得效方》曰“肾水枯竭，不能上润，心火上炎，不能既济。煎熬而生，心烦燥渴……小便频数，白浊，阴萎”“肾水不上，则气不固而阴虚”，都是讲由于肾水不足，导致心火独亢，不能上济于心，则可能出现心悸、心烦、失眠、健忘、潮热、盗汗、遗精、性功能障碍等症状。此时的治疗原则主要是滋肾阴以制心火，其中以黄连阿胶鸡子黄汤及知柏地黄丸为代表方剂。在《伤寒论》第137条中提到：“少阴病，得之二三日以上，心中烦、不得卧，黄连阿胶汤主之。黄连四两，黄芩一两，芍药二两，鸡子黄二枚，阿胶三两。”黄连阿胶汤方中黄连、黄芩味苦可泻心火，阿胶、鸡子黄为血肉有情之品，可补心肾之阴，一泻一补、一升一降，即为调和之意。《景岳全书》中知柏地黄丸，是在六味地黄丸的基础上加黄柏、知母而成，原名为滋阴八味丸。原方如下：山药四两，丹皮三两，白茯苓三两，山茱萸四两，泽泻三两，黄柏三两，熟地黄八两，知母三两。胡老曾治一围绝经期女性患者，以失眠为主要表现，每日仅可睡2～3小时，伴有潮热、心烦、大便时干时稀、舌红苔薄、脉右弦左滑，当时第一反应是以丹栀逍遥散加减，初诊结束后患者觉失眠症状有所改善，复诊嘱其继续服原方，后患者觉症状有所反复，投以原方症状未见明显缓解，胡老再次诊脉发现在右弦左滑基础上还存在双尺脉稍弱的情况，遂投以知柏地黄丸合交泰丸，患者连服5剂后每日可入睡约5小时，继续连服2周后，睡眠基本恢复如常。临床上当遇到更年期女性时，我们多以调肝脾为主，但常常忘了月经属天癸，而天癸反映肾之盛衰，《素问·上古天真论》曰“天癸竭，精少，肾脏衰，形体皆极”，所以此时以补肾阴为主，辅以知柏养阴清热。

（二）心肾阳虚证

心肾阳虚证即心火及肾阳均不足。《素问·阴阳应象大论》曰：“地气上为云，天气下为雨，雨出地气，云出天气”，意为云雨都是天地之气交互运动的产物，在人体这个小天地也是如此，水火的相互协调运动使人体达到动态平衡。“水为阴，火为阳”，正常生理状态下，心火下降温煦肾阳，而使肾水不寒，若心阳不足以温煦肾阳，则肾水寒，水饮停聚，可能出现心悸、胸闷痞满、恶心呕吐、小便短少、水肿、形寒肢冷等症状。其主要治疗原则为温补肾阳、振奋心阳。《伤寒论》第82条“太阳病发汗，汗出不解，其人仍发热，心下悸，头眩，身瞤动，振振欲擗地者，真武汤主之”；第316条“少阴病，二三日不已，至四五日，腹痛，小便不利，四肢沉重疼痛，自下利者，此为有水气，其人或咳，或小便利，或下利，或呕者，真武汤主之”。前一段是说太阳病过汗会损伤肾阳，后一条是说疾病日久，则肾阳日衰，最终都会导致心肾阳虚的表现。真武汤原方为茯苓四两、芍药三两、白术二两、生姜三两、炮附子一枚，方中特别注重使用附子，肾阳为一身阳气之根本，以辛甘大热之附子温补肾阳，使肾水有主，《本草汇言》曰“附子乃命门主药”。《古今明医方论》云：“盖水之所制者脾，水之所行者肾也……肾中得附子，则坎阳鼓动，而水有所摄矣。”《伤寒论》

第 117 条云："烧针令其汗，针处被寒，核起而赤者，必发奔豚，气从少腹上冲心者……与桂枝加桂汤，更加桂二两也。"胡老曾治一心脏神经官能症患者，反复心悸，自诉气从小腹上涌，住院行冠脉造影未见异常，一度认为是胃肠道疾病，出院后寻求中医治疗，胡老予以桂枝 20g、芍药 15g、大枣 10g、炙甘草 10g，嘱患者自行加拇指大小生姜一枚，同时嘱患者觉心悸时可自行揉按内关穴，服 3 剂后症状缓解一半，再连服 1 周后心悸未继续发作，此时重用桂枝是为了温通心阳，用以镇下焦水寒之冲逆。

（三）阳虚火亢

阳虚火亢即心火旺而肾阳虚。《吴医汇讲》中提到："心本火脏而火中有水，肾本水脏而水中有火，火为水之主，故心气曰欲下交，水为火之源，故曰肾气欲上承。"水中有火，火中有水，故能水火既济，而使心肾调和，若心火过亢、肾阳不足，"心无水，则孤火上逆；肾无火，则寒水下凝"，则可能出现心悸、失眠等情况。此时宜泻心火，温肾阳。正如《慎斋遗书》中所说："欲补心者，须实肾，使肾得升；欲补肾者须宁心，使心得降……乃交心肾之法也。"而此证中最著名的代表方剂为交泰丸，交泰丸在历史上有多种版本，现在大家所公认的是出自《韩氏汇通》的交泰丸，黄连与肉桂以 1∶10 配伍。黄连入心经，苦寒，以泻心火，《珍珠囊》曰"其用有六：泻心脏火，一也"，《本草正义》曰"黄连大苦大寒……又苦先入心"；肉桂，辛甘大热之品，入肾经，《本草汇言》曰"肉桂……壮命门之阳，植心肾之气"，《本草求真》曰"辛甘大热……夫补命门之火……益阳治阴"，二者一阴一阳，一寒一热，一上一下，使心肾调和，黄连制过亢之心火，肉桂扶肾阳之不足，正如《本草新编》所说："黄连与肉桂同用，则心肾交于顷刻，又何梦之不安乎？"

（徐玲慧）

第十一节 调和脾胃

饮食是人类赖以生存的物质基础，而饮食的消化、吸收、转输有赖于脾胃之气的升降运动。脾胃之气升降运动是人体气机升降的枢纽，除体现在升清降浊、运化水谷的功能外，还体现在其对阴阳及全身脏腑气机的调节上。如章虚谷在《医门棒喝》中指出，脾胃"一升一降，实为阴阳旋转之机枢"。所以临床要注重调和脾胃，当然"和"的概念宽泛，脾胃调和，除了自身脏腑的调和，也常采用斡旋于中而和其两端的方法。如小柴胡汤和解少阳法，不忘参、草、枣和中以助表里之和解。"百病皆由脾胃衰而生也"（《脾胃论》），所以调和脾胃在调病论中尤为重要。

脾胃同属于中焦，关系紧密，脾主升清阳，胃主降浊气，脾气升则健运，胃气降则和调。二者相互协调，才能更好地运化水谷，濡养全身，如水润泽大地。脾胃主要生理功能的联系表现在纳运相合、升降相因、燥湿相济等方面。

许多原因都可能引起脾胃功能失调，如饮食不节、劳累过度、他脏传入等，损伤脾胃，导致脾胃不和，运化失常，中焦气机不畅，临床常表现为腹痛、腹胀、嗳气、善饥、反酸、恶心、呕吐、身重、肉痿、足不行、行善瘛、脚下痛、肠鸣、飧泄、食不化等症状。如《素问·五常政大论》所述："夫饮食不节则胃病，胃病则气短，精神少而生大热，胃既病，则脾无所禀受……形体劳役则脾病，脾病则怠惰嗜卧，四肢不收，大便泄泻。脾既病，则其胃不能独行津液，故亦从而病焉。"二者关系密切，宜同调脾胃。

脾五行属土，居脏腑中央，调节肝、心、肾、肺四脏。所以脾胃调和，谷气上升，春夏令行，滋养五脏，以灌四傍，则人平和而无病；脾胃不和，谷气下流，五脏失养，气血失和，则病生也。所以胡老在临床上对于调和脾胃十分重视。

一、水谷运化失常

（一）脾胃气虚证

脾胃气虚证常表现为纳差、腹胀、厌食、四肢乏力等症状。脾主运化、主四肢，脾虚则运化无力、四肢乏力，如《素问·太阴阳明论》曰："四肢皆禀气于胃，而不得至经，必因于脾乃得禀也。今脾病不能为胃行其津液，四肢不得禀水谷气，日以衰，脉道不利，筋骨肌肉皆无气以生，故不用焉。"胡老临床常用四君子汤加减，重用人参、白术，补气健脾。四君子汤原方组成为人参、白术、茯苓、甘草。脾胃虚甚，进则阴阳两虚，气血共虚，即如《金匮要略·血痹虚劳病脉证并治》所述"虚劳里急，悸，衄，腹中痛，梦失精，四肢酸疼，手足烦热，咽干口燥，小建中汤主之"。此为阴阳两虚，阴损及阳，阳损及阴，则可出现寒热错杂之证，而究其根本，皆为脾胃气血亏虚，阴阳失调所致。《金匮要略心典》曰："是故求阴阳之和者，必于中气，求中气之立者，必以建中也。"可见，阴阳两虚时，唯有用甘温之剂恢复脾胃的健运功能，恢复气血，营卫自和，寒热则调。胡老常用此方加减以健中气，调脾胃。此方重点为饴糖，补中益气；若无饴糖，常用大剂量山药替代，以达到健中、调和脾胃的目的。小建中汤原方组成为桂枝、甘草、大枣、芍药、生姜、饴糖。

（二）脾虚湿盛证

脾虚湿盛证常表现为食少便溏、肢体困倦、乏力等症状。胡老临床常用参苓白术散加减以健脾除湿，调和脾胃。《太平惠民和剂局方》记载："治脾胃虚弱，饮食不进，多困少力，中满痞噎，心忪气喘，呕吐泄泻及伤寒咳噫气。此药中和不热，久服养气育神，醒脾悦色，顺正辟邪。"然而，笔者随诊胡老在临床上遇见一患者脾胃极虚，数十年来每食后必便溏，大便夹杂不消化食物，形体消瘦，倦怠乏力。服用参苓白术散后仍腹泻，胡老多次换方，药量极少极轻，患者仍脾胃不耐受，后逐渐根据患者体质调整为参苓白术散合半夏泻心汤交替使用，并配合养生运动，患者病情逐渐好转。然而，印象最深的莫过于肠癌术后一化疗女性患者，纳差、腹胀、厌食、眠差、心情烦躁，每次化疗后症状明显加重，胡老使用参苓白术散加减，加山楂、神曲开胃，加西洋参、黄芪补气，效果甚佳，每于化疗后来门诊口服中药。

胡老还常用藿香正气散加减治疗脾虚夹杂湿热的病证。此类患者多夏秋发病，病程短，临床表现为纳差、厌油、恶心、呕吐、腹泻、全身困重等，外感症状尚不明显。往往一两剂药效果明显。藿香正气散原方组成为藿香、大腹皮、白芷、紫苏、茯苓、半夏曲、白术、陈皮、厚朴、苦桔梗、甘草。

脾虚湿邪内盛，阻滞气机，运化无力，临床常表现为腹胀、纳差、口苦、口腻、身体困重等症状，胡老临床常用胃苓汤加减利湿健脾，湿邪去，达到更好的调和脾胃之目的。胃苓汤乃平胃散与五苓散合方。五苓散在东垣《脾胃论》中常用来治疗伤饮者，伤饮者无形之气也，宜发汗、利小便以导其湿，即“五苓散治烦渴饮水过多，水入即吐，心中淡淡，停湿在内，小便不利”，调节水液功效极佳。而饮停中焦，脾胃气虚，运化无力，故予以胃苓汤健中焦而祛湿邪，往往收效颇丰。胃苓汤原方组成为苍术、陈皮、厚朴、甘草、泽泻、猪苓、茯苓、白术。

二、中焦气机失调

脾胃为仓廪之官，五味出焉。盖脾主生化，其用在于无形。其属土，地气上腾，然后能载物，故健行而不息，是脾之宜升也明矣。胃者，水谷之海，容受糟粕，其主纳，纳则贵下行，譬如水之性莫不就下，是胃之宜降也又明矣。故又曰：“清气在下，则生飧泄；浊气在上，则生䐜胀，此阴阳作反，病之逆从也”（《素问·阴阳应象大论》）。夫清气何？盖指脾气而言，不然何以在下则飧泄也；其浊气何？盖指胃气而言，不然何以在上则䐜胀也。故脾胃气机为人体气机之枢纽，调和脾胃，不可缺少调畅脾胃气机。

（一）中气郁滞

中气郁滞临床常表现为腹满、腹痛、恶心、呕吐、泄泻等症状。饮食自倍，脾胃乃伤。脾胃损伤则饮食不化，口不知味，即倦怠、痞满、恶食、泄泻等。“伤食者有形之物也，轻则消化，或损其谷，此为最妙也，重则方可吐下”（《脾胃论·饮食伤脾论》）。脾胃受损，气机运化失常，故常治以消食健脾，调和气机。胡老常用保和丸、健脾丸、承气汤类。过食酒肉、油腻之物，脾胃运化不及，中焦气机郁滞所致的食积证，常用保和丸加减以消食化滞。保和丸原方组成为神曲、山楂、茯苓、半夏、陈皮、连翘、莱菔子。健脾丸在消食基础上，更有健脾之效，所以临床常用于脾虚食积证。“夫脾胃受伤，则须补益；饮食难化，则宜消导，合斯二者，所以健脾也”（《医方集解》）。健脾丸原方组成为人参、白术、茯苓、山楂、神曲、麦芽、肉蔻、山药、木香、砂仁、陈皮、黄连、甘草。若食滞胃脘，脾胃壅塞，腹胀、便秘，肠道不通，乃已转阳明腑实证，此类可用下法，轻则润肠丸、麻子仁丸，重则承气汤以下之，临床随证变法。

（二）中气下陷

中气下陷临床常表现为食少倦怠、面色㿠白、大便稀溏、脱肛、脱垂、久泻、久痢、身热、自汗等一派虚象。此由脾胃之气不足所致，即“脾胃气虚，而下流于肾，阴火得以乘其土位……使谷气不得升浮……则无阳以护其营卫，则不任风寒，乃生寒热”（《脾胃论·饮食劳倦所伤始为热中论》）。伤其外为有余，有余者泻之；伤其内为不足，不足者补之。故应补其阳而升其气。临床常用补中益气汤加减益气健脾、升阳举陷之品调和气机。补中益气汤原方为黄芪、甘草、人参、当归身、橘皮、升麻、柴胡、白术。

三、脾胃燥湿相济

脾喜燥恶润，而胃喜润恶燥。两者燥湿相济，保证脾胃功能正常协调，饮食水谷才能消化吸收，则“土具冲和之德而为生物之本。冲和者，不燥不湿，不冷不热……燥土宜润，使归于平也”（《医学读书记·通一子杂论辨》）。脾气受损，运化失常，水湿内停，外在湿邪侵入人体，困遏脾气，使脾不升清，脾阳不振，所以临床常见湿邪困脾，则应祛湿与健脾并行。胃主受纳腐熟，依赖胃中津液的濡润，而胃又为阳土，易损伤津液，故临床常保护胃津，即使须用苦寒泻下之品，也应中病即止，不可过施以免伤阴化燥。

四、以形补形

以形补形是中医通过对自然界的长期观察所发现的，是中医里面的取象比类思维。“虚则补之，药以祛之，食以随之”，提出保持健康应不能单纯依赖药物，应配合食物调理。孙思邈在《备急千金要方·食治》指出：“安身之本，必须于食……不知食疗者，不足以全生。”临床上给笔者留下深刻印象的一位老年女性患者，长期腹胀明显，影响睡眠，与进食无明显关系，大便可解，不欲饮食，西医检查未见明显异常，多方寻医，服用如四君子汤、健脾丸、保和丸等均无改善，愁容满面。胡老先用消痞一类方剂，并无疗效。后嘱患者用猪肚炖薤白 15g、砂仁 10g，一周两次食用，患者症状逐渐改善，腹胀较前减轻，有食欲。后改为一周一次，患者症状明显好转，食欲较前增加，腹胀逐渐消失，笑逐颜开。临床上根据患者的情况，可配合食疗、按摩、针灸、外治等，常能收到意想不到的疗效。

仲景云：“人受气于水谷以养神，水谷尽而神去。故云：安谷则昌，绝谷则亡。”又有《素问·经脉别论》云：“饮入于胃，游溢精气，上输于脾，脾气散精，上归于肺，通调水道，下输膀胱；水精四布，五经并行，合于四时、五脏、阴阳，揆度以为常也。”脾胃关系密切，运化水谷、调节水液代谢，更是人体一身之气的枢纽，因此，临床上我们要更加注重调和脾胃。

（万李娜）

第十二节　调和肠胃

肠、胃二腑共同完成水谷的传化、排泄，如同城市的排水系统，系统运行通畅，方不会出现堵塞、水倒流等现象，影响城市的排污减害、防洪防涝等。而人的肠胃失和，常表现为腹胀、恶心、呕吐、大便难等症状，进而导致其他脏腑功能失调。故胡老在临床上注重调和肠胃。

肠、胃二腑分别属于手阳明大肠经及足阳明胃经，二者病理变化共属于阳明病。足阳明胃，与脾同居中焦，脾主升清，胃主降浊，共同完成水谷的受纳、腐熟。大肠与肺相表里，主传化物、排泄糟粕，其功能的运行与肺气肃降、脾气运化、胃气降浊密切相关。阳明多气多血，阳气较盛，因此，阳明一旦受邪，邪正相争剧烈，常表现为大实、大热之象，即“阳明之为病，胃家实是也”(《伤寒论》)。临床常表现为大热、大渴、腹胀、腹痛、恶心、呕吐、大便不通等症状。《素问·平人绝谷》有云：“平人……胃满则肠虚，肠满则胃虚，更虚更满，故气得上下，五脏安定，血脉和利，精神乃居，故神者，水谷之精气也。胃肠交替的虚和满，所以气机上下畅行，不寒不热，五脏功能正常，则水谷精微才能化生气血，奉养周身，使精神内守。”所以胡老在临床上注重调和肠胃气机和寒热。

肠胃气机不畅主要指阳明腑证；而肠胃寒热失调包括肠胃热证、寒热错杂证、寒滞肠胃证。胡老提示调和肠胃气机和调和肠胃寒热多用清法与下法。

一、气机不畅

阳明腑证：临床常表现为大便不通、腹痛、腹胀、大渴、发热等症状。初起邪热壅塞胃肠，腑气不通，在下则大肠失去传导而便秘，在上则胃气不降，气随火逆，故食后即吐，故用大黄甘草汤攻下，即“食已即吐者，大黄甘草汤主之”(《金匮要略》)。邪热壅滞胃肠，腑气堵塞，病进则见发热、汗出、便结等症状，即阳明腑实证，即“不更衣，内实，大便难者，此阳明也”(《伤寒论》)。阳明病，见谵语、腹胀满、大便不下者方可以下之。凡阳明腑实证，大热、大渴，胃中干燥，肠燥化实，肠中燥实不下，大便干燥硬结，热上扰心神，即仲景所谓“尚微烦不了了者，此必大便硬故也，以亡津液，胃中干燥，故令大便硬”(《伤寒论》)，“胃中燥，大便必硬，硬则谵语，小承气汤主之”《伤寒论》，应以下法来调和肠胃气机，即承气汤类泻热通便，腑实一去，气机畅通。仲景承气汤类大致有三，即大承气汤、小承气汤、调胃承气汤。

大承气汤方：大黄四两（酒洗）、厚朴半斤（炙、去皮）、枳实五枚（炙）、芒硝三合。功用：峻下热结，荡涤燥屎。方中大黄苦寒，泻热祛实；芒硝咸寒辛苦，润燥软坚，泻热导滞；厚朴行气除满，与理气消痞的枳实相须为用，四药合用共成攻下实热、荡涤燥结之峻剂。邪热燥屎去，气机通畅。

小承气汤方：大黄四两、厚朴二两（炙去皮）、枳实三枚（大者炙）。功用：泻热通便，消滞除满。本方与大承气汤相比少芒硝，邪热及通腑之力皆小于大承气汤。

调胃承气汤方：甘草二两（炙）、芒硝半升、大黄四两（清酒洗）。功用：泻热和胃，润燥软坚。“阳明病，不吐不下，心烦者，可与调胃承气汤”（《伤寒论》），即胃热炽盛，热扰心烦，甚则谵语，肠中燥屎相结，大便不通，但腑实不甚，泻热即可调胃，承气就是通便。方中炙甘草性温，即可缓硝、黄峻下之力，使其留中泻热，又可护胃和中免伤正气也。胡老门诊曾遇一壮年男性患者，喜饮酒，来时腹满、胀痛，大便难解，苔黄腻，脉弦滑有力，辨证为邪热壅滞肠胃，以小承气汤加减泻下通便。胡老临床常用酒大黄，泻下解毒之力强，据患者的年龄、病情调整剂量。邪热、腑实一去，病情减轻，中病即止，免伤正气。

二、寒热失调

（一）肠胃热盛证

肠胃热盛证即阳明热证，又称阳明经证，临床常表现为大热、大汗、大渴等症状。问曰：阳明病外证云何？答曰：身热，汗自出，不恶寒，反恶热也。如清代医家柯韵伯所言：“阳明主里，而亦有外证者，有诸中而形诸外，非另有外证也……其汗则濈濈然……与太阳风邪不同……非即可下之证也，宜轻剂以和之。”阳明热证发热汗出与太阳中风发热汗出不同，阳明热证，热势连绵，里炽热，汗出于内而无止。以清热护阴之法来调肠胃之热证，当以白虎汤主之以辛寒清热。原方组成为知母六两、石膏一斤、甘草二两、粳米六合。石膏擅清热解肌，知母滋阴润燥，甘草和粳米益气生津。以清热滋阴来调和阳明热证。此方为临床常用方剂，凡阳明热盛所致疾病，均可使用。胡老临床常用白虎汤，石膏用量大，合知母清热之力强，清热的同时不损伤胃阴。然邪热犯胃肠，肠热盛而胃失和，胃气上逆则干呕，邪热下迫则大肠传导失利，主症以下利为主，兼干呕或呕吐，即“干呕而利者，黄芩加半夏生姜汤主之”（《金匮要略》）。黄芩加半夏生姜汤原方组成为黄芩三两、甘草二两（炙）、芍药二两、半夏半升、生姜三两、大枣十二枚，功用清热止利。

（二）肠胃寒热错杂证

肠胃寒热错杂证临床常表现为消谷善饥、腹痛、嘈杂、泄泻等症状。《灵枢·师传》曰：“胃中热则消谷，令人悬心善饥，脐以上皮热；肠中热则出黄如糜，脐以下皮寒。胃中寒则腹胀，肠中寒则肠鸣飧泄。胃中寒，肠中热，则胀而且泄，胃中热肠中寒，则疾饮，小腹痛胀。”可见胃热肠寒证的主症为消谷善饥、悬心、小腹胀痛或兼飧泄。胃有热则消谷善饥，张介宾《类经·论治类》解释“悬心”者，指“胃火上炎，心血被烁而悬悬不宁也”，即胃中嘈杂不宁。《素问·举痛论》曰：“寒气客于小肠，小肠不得成聚，故后泄腹痛矣。”故肠寒则气血凝滞不通，见飧泄，小腹胀痛。证属胃肠寒热错杂、上热下寒，治应清胃温肠、调适寒温，即“寒温中适，故气将持”（《灵枢·师传》）。仲景以泻心汤类方调和胃肠寒热错杂，胡老临床也常用三泻心汤调和肠胃寒热，主要包括半夏泻心汤、生姜泻心汤、甘草泻心汤。

半夏泻心汤方：半夏半升（洗）、黄芩三两、干姜三两、人参三两、甘草三两、炙黄连一两、大枣十二枚（擘）。功用辛开苦降，和中消痞。

生姜泻心汤方：生姜四两（切）、半夏半升（洗）、黄芩三两、干姜一两、人参三两、甘草三两、炙黄连一两、大枣二枚（擘）。功用和中消痞，兼散水食。

甘草泻心汤方：半夏半升（洗）、黄芩三两、干姜三两、人参三两、甘草四两、炙黄连一两、大枣十二枚　（擘）。功用和中消痞，重补中气。

上述三证皆因外感病失治、误治，脾胃寒热、邪气内陷，蕴结于中焦，致使脾胃失和，升降紊乱，气机痞塞，临床可见心下痞满、呕吐、肠鸣下利、心烦口苦等症状。若呕吐或呃逆明显者用半夏泻心汤，即“呕而肠鸣，心下痞者，半夏泻心汤主之”（《金匮要略》）、“但满而不痛者，此为痞，柴胡不中与之，宜半夏泻心汤”（《伤寒论》）。如有宿食水气偏盛者用生姜泻心汤，即《伤寒论》所述：“胃中不和，心下痞硬，干嗳食臭，胁下有水气，腹中雷鸣，下利者，生姜泻心汤主之。”如痞利俱甚，中气重虚者用甘草泻心汤，如《伤寒论》所述：“其人下利日数十行，谷不化，腹中雷鸣，心下痞硬而满，干呕，心烦不得安。医见心下痞……下之，其痞益甚……甘草泻心汤主之”。方以姜、夏降寒逆，辛以升阴散其结，芩、连泻热结，苦以降阳泄其满，参、草、枣补养中气，交通阴阳上下，阴升阳降，结开满除则痞自解。三者治法皆寒温并用，辛开苦降，和胃消痞，以调节胃肠寒热错杂。临床常见肠胃不和的患者可用此治法。胡老曾遇一青年男性，反复口腔溃疡多年，初起每食辛辣刺激食物后出现，后长期不愈，已排除艾滋病，后胡老见溃疡颜色鲜红，伴口腔疼痛、纳少，舌红苔腻，辨证为阳明寒热错杂，以甘草泻心汤加减调和寒热，方中重用甘草，患者服用后疗效甚佳。

（三）寒滞肠胃证

寒滞肠胃证即阳明寒证，临床常表现为脘腹冷痛，得温则减，恶心，呕吐等症状，中阳亏虚，寒饮内停，食不下，食谷则欲呕，故以吴茱萸汤温中祛寒、和胃降逆，即“食谷欲呕者，属阳明也，吴茱萸汤主之”（《伤寒论》）。

吴茱萸汤方：吴茱萸一升（洗）、人参三两、生姜六两（切）、大枣十二枚（擘）。功用温中祛寒，和胃降逆。

肠胃不和，临床常见有气机不畅、寒热失调。常以大热、大渴、便秘、腹痛、腹胀等为主要表现。调和肠胃，胡老常以下法来祛除邪实，以达到调和肠胃气机的目的，如承气汤类方。除此之外，临床常见肠胃寒热失调证，多以呕吐、腹泻、腹胀、泄泻等症状为主，胡老常以泻心汤类方调和寒热。肠胃为气血运化、吸收的重要环节。《黄帝内经》有云：“五味入口，藏于肠胃，味有所藏，以养五气，气和而生，津液相成，神乃自生……此谓气者，上焦开发，宣五谷味，熏肤、充身、泽毛，若雾露之溉”。因此，调和肠胃能达到调和五脏目的，值得重视。

（万李娜）

第十三节 和解少阳

“少阳”这个概念，在《黄帝内经》里指经脉和脏腑，在《伤寒论》和《金匮要略》里是很广泛的病证群。这些病证群，共同的治疗大法是和解法。和，即调和；解，即调解。而用以调和与调解的方药，总称为柴胡剂。

一、手少阳三焦经与足少阳胆经

关于少阳经脉，《灵枢·经脉》说“三焦手少阳之脉……布膻中，散落心包，下膈，循属三焦……系耳后，……从耳后入耳中，出走耳前，过客主人前，交颊，至目锐眦”“是动则病耳聋浑浑焞焞，嗌肿，喉痹。是主气所生病者，汗出，目锐眦痛，颊痛，耳后、肩、臑、肘、臂外皆痛，小指次指不用”“胆足少阳之脉，起于目锐眦，上抵头角，下耳后……从耳后入耳中……贯膈，络肝，属胆，循胁里……循胸，过季胁……”“是动则病口苦，善太息，心胁痛，不能转侧……头痛，颔痛，目锐眦痛……及诸节皆痛，小趾次趾不用”。

以上经文说明，少阳经脉经过眼、耳、咽喉、胸胁，络属肝、胆、三焦、心包。其所主疾病为耳聋、嗌肿、喉痹、目痛、口苦、善太息、心胁痛、不能转侧、头两侧痛、关节痛等。

《伤寒论》少阳病提纲为“口苦，咽干，目眩”，与《黄帝内经》经脉循行部位及所主疾病一致。几十年前，所在院校附属医院的“外科一把刀”很看不起中医，他治病的口头禅是：“割下来丢了就好了！”有一次，他自己突然头两侧剧烈疼痛，西医各种检查无病，各种治疗无效，用他自己的话来说：“就像孙悟空被唐僧不停地念紧箍咒那样疼，痛得想跳楼！”万般无奈，求助于我的老师罗钰生。他俩本是互相爱开玩笑的好朋友，罗老师说：“你割下来丢了就好了嘛。”“这是脑袋呀，割了就没有了。”“那就只有委屈外科一把刀服中药了。”罗老师给他开了一剂小柴胡汤，服一次即痛减，一剂服完疼痛完全消失。从此以后，“外科一把刀”成了中医的崇拜者。罗老师治疗他头痛的方法，就是和解少阳。

关于手少阳三焦的功能，《素问·灵兰秘典论》说：“三焦者，决渎之官，水道出焉。”主决渎就是主枢纽。王冰注云：“引导阴阳，开通闭塞，故官司决渎，水道出焉。”意即三焦主管人体水液代谢。我们知道，水是生命的源泉，在人体中，水的比重平均占 70%，大脑组织中水的比重达 80%，而血液里的水则高达 90%，就连骨骼里也有15%左右的水。水液代谢障碍，则百病丛生。而三焦主管调节水液，所以和解少阳，可治多种疾病。我也来条语录：“能治水者，即能治人也。”例如，用小柴胡汤合五苓散，名柴苓汤，临床治疗淋巴瘤、慢性淋巴细胞白血病等，往往疗效出乎意料。这用的也是和解少阳之法，调和水液，化解结聚。

关于足少阳胆的功能，《素问·灵兰秘典论》曰：“胆者，中正之官，决断出焉。”

《素问·六节藏象论》曰："凡十一脏，取决于胆也。"以上说明胆在精神情志活动中，起着特殊且重要的调节作用，这就是决断作用。我们知道，心主管神志活动。而胆的经别"上肝，贯心"，胆气与心相通，心主神明，胆主决断，两者互相协调，紧密配合，以维持神志活动的正常。又如肝主谋虑，"肝与胆合，气性相通，故诸谋虑取决于胆"（王冰注《素问·奇病论》）。肝胆相连，共同疏泄气血，调畅气机，使脏腑气血通畅，气机升降平和。正因为如此，所以临床上很多精神情志疾病，都需要从足少阳胆治疗。如抑郁症，全球患病者已达3.5亿，病情顽固反复，患者多有自杀倾向，用柴胡加龙骨牡蛎汤和解少阳、疏利肝胆，多能获效。

少阳胆，还有一个重要作用，即枢机作用，《素问·阴阳离合论》云"少阳为枢"。《伤寒来苏集》注云："仲景特揭口苦、咽干、目眩为提纲，奇而至当也。盖口、咽、目三者，不可谓之表，又不可谓之里，是表之入里，里之出表处，所谓半表半里也。三者能开能阖……恰合枢机之象。"

二、少阳半表半里

在《伤寒论》和《金匮要略》里，少阳属于半表半里，这在部位上是很大一个范围，在疾病上是很广泛的各类疾病。当代经方大家胡希恕在《伤寒论讲座》里说："所谓半表半里，就是胸腹腔间，范围很大，脏腑相连，能够波及许多脏腑发病。它靠近外就偏于表证，你看像柴胡桂枝汤，它既有小柴胡证又有桂枝汤证，它就是太阳与少阳并病。那么大柴胡汤它既有柴胡汤证，又有阳明里实，那就是少阳阳明并病。合病并病的重点，全要掌握少阳证。因为少阳证不可汗，不可吐，不可下，但你要两解，只有从和解少阳入手。"2004年，在广州举办了首届全国中医优才班，让讲《伤寒论》的老师们自报讲座题目，结果全国各地主讲老师报的题目竟然全部是小柴胡汤，可见小柴胡汤在临床上应用之广泛、和解少阳之重要。

少阳本证，也就是我们所说少阳八证，即往来寒热、胸胁苦满、嘿嘿不欲饮食、心烦喜呕、口苦、咽干、目眩、脉弦。这是硬指标，用小柴胡汤，疗效很好，这就是"清清楚楚小柴胡"。另外还有一句"不清不楚小柴胡"，即临床上很多患者，他会向你从头讲到脚，从里讲到外，讲得医生头都大了，又像表证，又像里证，又像寒证，又像热证，这时怎样抓住主证？少阳八证中"但见一证便是"，用小柴胡汤，往往会收到出其不意的良效。正如《伤寒论》第101条所说"有柴胡证，但见一证便是，不必悉具"。这就是"不清不楚小柴胡"。例如，《汉方临床》载一网状内皮组织增生病患者，经常发热，体温38～40℃，有时关节红肿，面色苍白，贫血显著，肝脾大及全身淋巴结肿大，经抗生素、激素等治疗无效。日本名医矢数道明抓住"往来寒热，胸胁苦满（即经常发热，肝脾大）"投以小柴胡汤，一般状况日益好转，肝脾及全身淋巴结缩小，2个月后体温正常，停药观察13年未复发。

其实，小柴胡汤，只有平平淡淡七味药，所谓大道至简。

柴胡苦平，《神农本草经》谓治心腹肠胃中结气，饮食积聚，寒热邪气，推陈致新，可见是一疏气行滞的解热药而又有治胸胁苦满的特能，方中用为主药，佐以黄芩除热止烦，半夏、生姜逐饮止呕，复用人参、大枣、甘草补胃气以滋津液，病之所以内传少阳，主要是胃气不振于里，气血不足于外也，补中滋液，实为祛邪的要著，所以《伤寒论》第97条说："血弱气尽，腠理开，邪气因入，与正气相搏，结于胁下。正邪分争，往来寒热，休作有时，嘿嘿不欲饮食，脏腑相连，其痛必下，邪高痛下，故使呕也。"此述解释了少阳病的病机。故徐灵胎曰："小柴胡汤之妙在人参。"

刘渡舟说：方中柴胡、黄芩两味苦药以清少阳之热，柴胡解经热，黄芩清腑热，这是治疗功效之一。然少阳以疏泄为常，以抑郁为病，用柴胡、黄芩不但能解少阳之热，更能疏解少阳之气郁，这也是柴胡的另一功效。另外，柴胡还有消积化食，促进六腑新陈代谢的作用，因而也就具有推动少阳枢机而和表调里的功效。柴胡一药有三用，足见其在本方中作用的重要性，故小柴胡汤以柴胡名方。刘老此论，堪称精辟！刘老又说：半夏、生姜这两味药都是辛温之品，能开能降，善于和胃治呕，又能外疏风寒，内消痰饮。因少阳胆病，以喜呕为多见，故以这两味药治呕健胃用意良深。

从小柴胡汤的组成有收有散、有攻有补的作用看，用其治疗杂病是不可多得的良方。举凡表里失和、营卫不谐、脾胃不和、肝胆不利、肺气失宣、胸阳不畅、阴阳失衡、气血不调等病机，所出现各脏腑的疾病，皆可用小柴胡汤宣畅三焦，运转气机。所以说，如能横看表里，竖看三焦，外连肌表，内合脏腑，全面整体地认识小柴胡汤方的原理，将其运用于临床治疗杂病，确可达到左右逢源的效果。这就是小柴胡汤之所以能推广应用于临床的真谛所在。

少阳证半表半里，小柴胡汤扶正祛邪，对于新型冠状病毒肺炎中期的转化，应当很有启发，笔者在这方面没有实践经验，留待抗疫一线同道传承创新。

上述第97条经文，还提出了小柴胡证的另一个特点，即"休作有时"，在临床上，根据这一特点，治疗对于支气管哮喘、癫痫、心绞痛、变应性鼻炎、经前期紧张综合征等反复发作性疾病，以及一些定时发作性疾病，如寅时咳嗽、子时哮喘、酉时发热、子午时牙痛、子午卯酉时胃痛等，往往获得良好疗效。

至于以"胸胁苦满"为主证治疗急慢性肝炎、慢性胆囊炎、慢性胃炎、胃溃疡、肺炎、胸膜炎等疾病，以"往来寒热"为主证治疗病毒、细菌等造成的感染性发热和各种不明原因的发热，以"嘿嘿不欲饮食"为主证治疗情绪低落或欲望低下性疾病，如神经性厌食症、心因性阳痿等不胜枚举，俯拾皆是。

这都是"和解少阳"的作用。

不仅如此，对于"和解少阳"，从《伤寒论》和《金匮要略》开始，下至历代医家，在少阳本证和解少阳用小柴胡汤的基础上，发展了丰富多彩的经方合方和经方与时方的合方，以治疗各种疾病。

例如，小柴胡汤与小陷胸汤合方，名柴陷汤，治疗咳嗽痰黏，伴胸胁苦满及心下压痛者；与半夏厚朴汤合方，名柴朴汤，治疗胸闷胁痛，咽喉、食管异物感，精神不安定，食欲不振，恶心呕吐，苔白腻者；与五苓散合方，名柴苓汤，治疗小柴胡汤证伴见尿量减少、浮肿、口渴者；与平胃散合方，名柴平汤，治疗小柴胡汤证兼腹满，苔白腻者。

又如小柴胡汤合当归芍药散，治疗桥本甲状腺炎（自身免疫性甲状腺炎）、妇科病效果良好。

柴胡桂枝各半汤，由小柴胡汤与桂枝汤各半量组成，既具备小柴胡汤调和表里等功能，又具备桂枝汤调和营卫的功能，可以通治老年经常感冒，身痛不已，若再合玉屏风散，有病可治，无病可防，实属保健良方。

柴胡二陈汤，即小柴胡汤合二陈汤，可谓是安内攘外，各建其功，用于慢性气管炎患者，颇为有效。

柴胡加龙牡合甘麦大枣汤，治疗更年期综合征，或抑郁症，均能取效。

柴胡酸枣仁汤，是小柴胡汤与《金匮要略》酸枣仁汤的合方。治肝郁化火、阴血不足、阴虚阳亢所致的失眠，颇多效验，临床上用于阴虚瘦弱之体或更年期综合征的烦躁、失眠、惊悸等皆有良效。

柴胡温胆汤，即小柴胡汤合黄连温胆汤，治疗胆胃湿热、肝郁化火的烦躁失眠、耳鸣惊悸、精神抑郁等症状有效。

柴胡泻心汤，即小柴胡汤合泻心汤，共奏疏泄肝胆、调和脾胃之功效，治疗烦躁不寐、胃脘痞胀、胁间胀痛、大便稀软或腹泻等症状有效。

柴胡白虎汤，即小柴胡汤加石膏、知母而成方。临床上四时感冒，汗出热不减，既有少阳往来寒热，又有阳明热盛、口渴饮水，用本方内外兼治，颇合病机。杂病如结核性发热、肿瘤发热、胆道感染发热等均可选用本方。

柴胡四物汤，《伤寒论》有三条原文，叙述妇人中风经水适来、经水适断，均用小柴胡汤调理。实际上妇人经期感冒，用小柴胡汤透达外邪，用四物汤内和气血，颇有良效。

和解少阳是中医临床应用最为广泛的调治大法，在临床上既有一定之规，又无固定之法，这就要求临床医生在具体操作中要有极高的原则性与极大的灵活性，而始终以调病理念贯穿其中。

（胡春申　王洪涛　胡　海　徐俊丽）

第三章　调病贯穿于养生之内

第一节　调身、调息、调心

养生功法丰富多彩，其基本方法，是姿势的锻炼、呼吸的锻炼和意识的锻炼。古人称为“三调”，即调身、调息、调心。三调是调病学说在练功中的具体体现。

一、调　身

调身就是调整身体，也称摆姿势，即练功者在练功时间内所采取的体位及动作形态。调身分为坐、卧、站、走四大类，古称“四威仪”。

（一）坐式

1. 平坐式　坐在方凳或椅子上。自然端正，头正身直，松肩含胸，口眼轻闭，两手轻放大腿上，腰部自然伸直，腹部宜松，臀部的 1/3 或 1/2 坐在凳上。两足平行分开，两膝与肩同宽，或相距两拳（图 3-1）。

2. 靠坐式　靠坐在靠背椅或沙发上。具体摆法与平坐式相仿，但背部可轻靠于椅背上，两足可略向前伸直（图 3-2）。

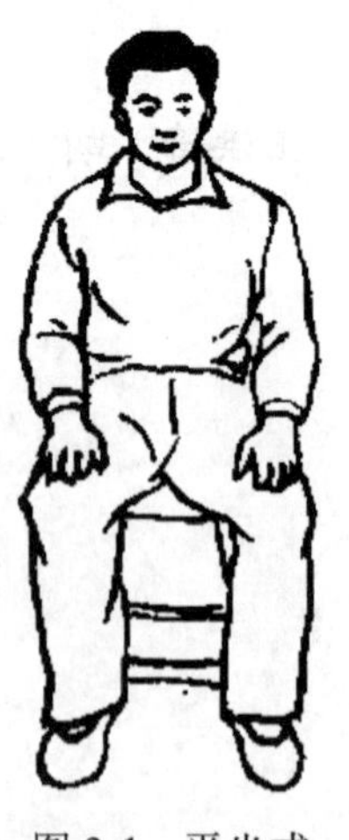

图 3-1　平坐式

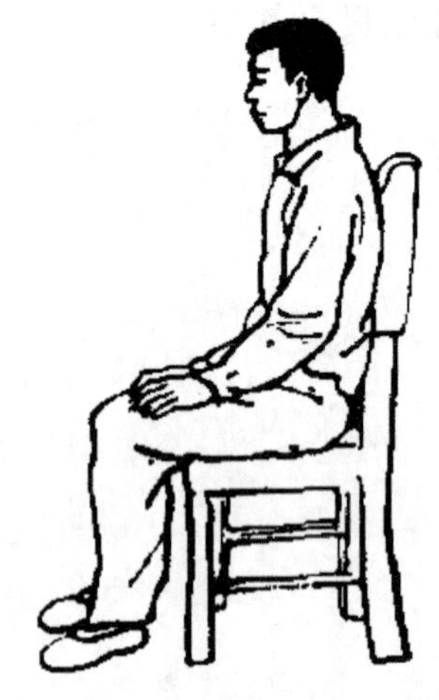

图 3-2　靠坐式

3. 盘坐式　在较大的矮方凳、床上、地面上铺坐垫，均可盘坐，盘坐式又分自然盘膝、单盘膝、双盘膝三种。

（1）自然盘膝：上半身与平坐姿势相同，身体略向前倾，臀部稍高一些。两腿交叉盘起，左上右下或右上左下均可。两手相互紧握，置于腹前，或分放在大腿上（图3-3）。

（2）单盘膝：将左脚置于右腿上，或将右脚置于左腿上，其余均同自然盘膝坐式（图3-4）。

（3）双盘膝：将右足置于左足上，同时将左足置于右足上，两足俱上仰朝天。其余均同自然盘膝坐式（图3-5）。

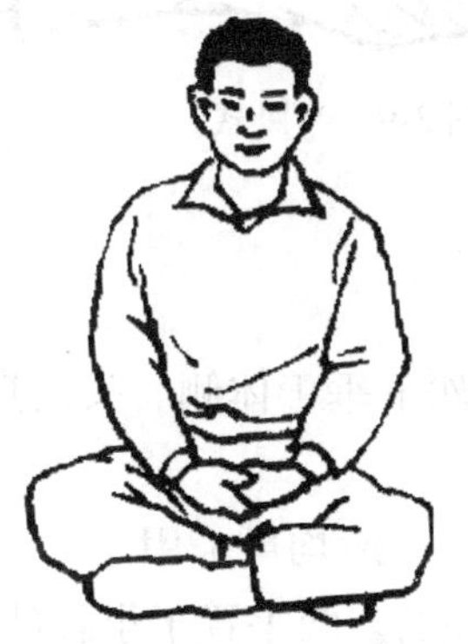

图3-3　自然盘膝坐式

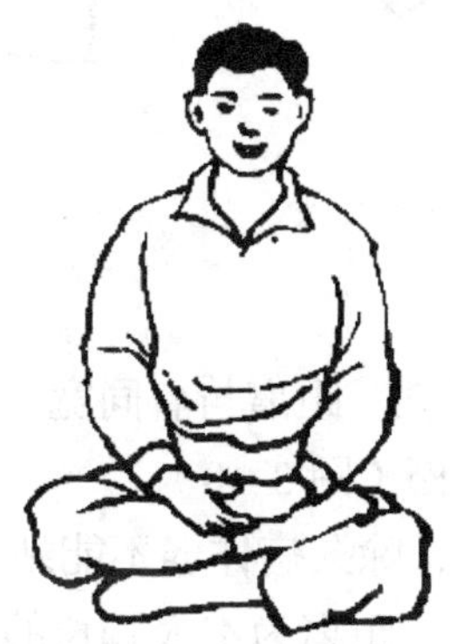

图3-4　单盘膝坐式

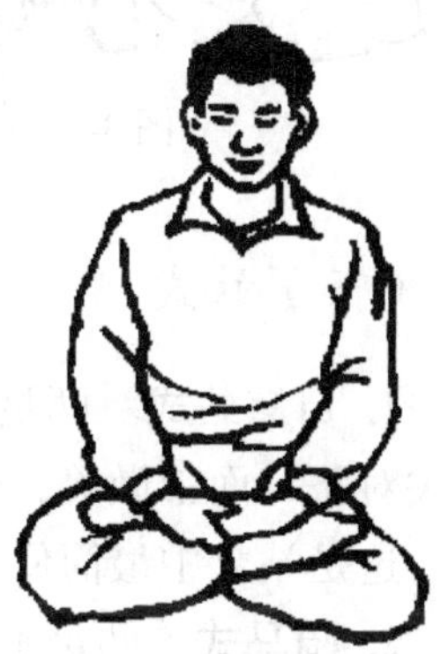

图3-5　双盘膝坐式

盘坐有助于思想入静，又因下肢稍紧张，而上身及头部紧张状态易于解除。

4. 跪坐式　两膝跪地，脚掌向上，身体自然坐在脚掌上，两手相互轻握置于腹前。其余同平坐式。

跪坐式也因下肢较紧张，有助于思想入静。

（二）卧式

1. 仰卧式　全身平卧床上，面朝天，头正。枕高低适宜，轻闭口眼，四肢自然伸直，两手分放身旁或相叠于腹部（图3-6）。

2. 侧卧式　侧身卧于床上（左右均可，一般采用右侧卧）。腰部稍弯，身呈弓形，头略向胸收，平稳着枕，口眼轻闭。上侧手掌自然放在髋胯部，下侧的手置于枕上，手掌自然伸开。下侧的小腿自然伸直，上侧的腿弯曲放在下侧腿上（图3-7）。

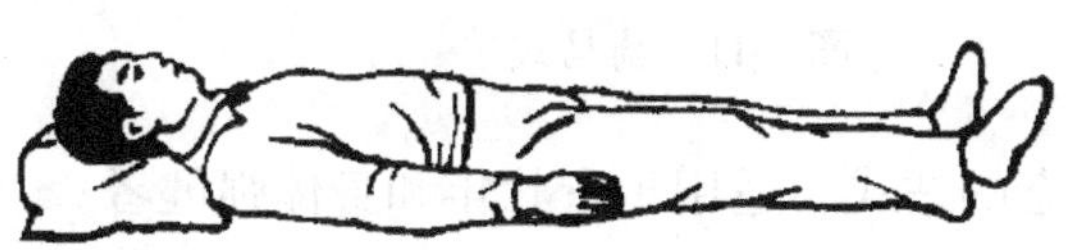

图3-6　仰卧式

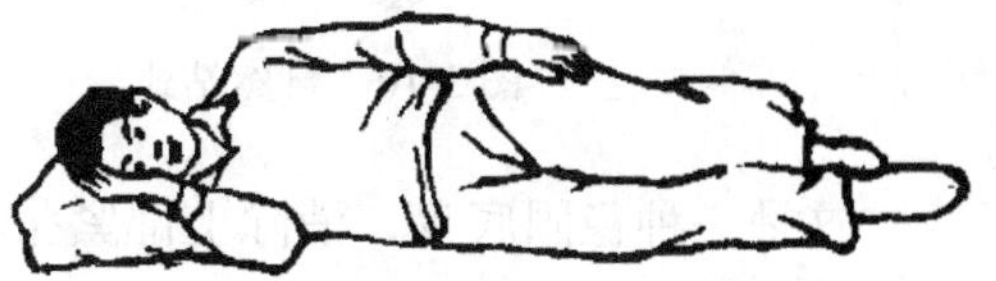

图3-7　侧卧式

3. 三接式 左或右侧卧，下侧手掌心（劳宫穴）按在上侧手肘部（曲池穴），上侧手心放在上侧膝部，上侧足心（涌泉穴）放在下侧膝部（图3-8）。

侧卧式与三接式皆易形成腹式呼吸。

4. 半卧式 在仰卧的基础上，将上身及头部垫高，斜靠在床上，也可同时膝下垫物（图3-9）。

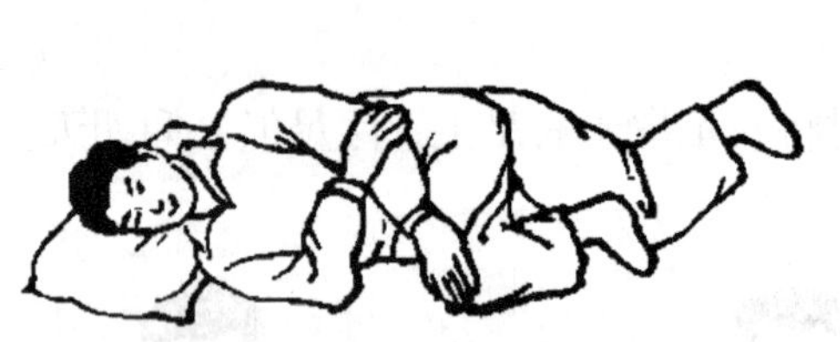

图3-8 三接式

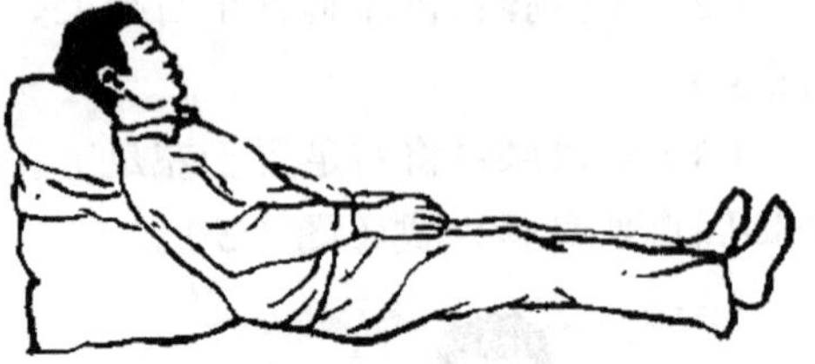

图3-9 半卧式

（三）站式

1. 自然站式 两足平行开立，距离与肩同宽，两手自然下垂于体侧。头正身直，鼻尖对脐，面带微笑，全身放松（图3-10）。

这是站立中最简便的一种，除久病体弱不能站立者外，一般均可采用。

2. 骑马式 两足平行开立，距离为本人脚长的2.5倍左右。两手置于小腹部，男子左手在内，右手在外，女子反之，劳宫对丹田；或两手握拳收于腰间屈膝半蹲，膝部不超过脚尖，大腿尽量水平。头正身直，鼻尖对脐，面带微笑，展髋裹膝，脚跟外蹬（图3-11）。

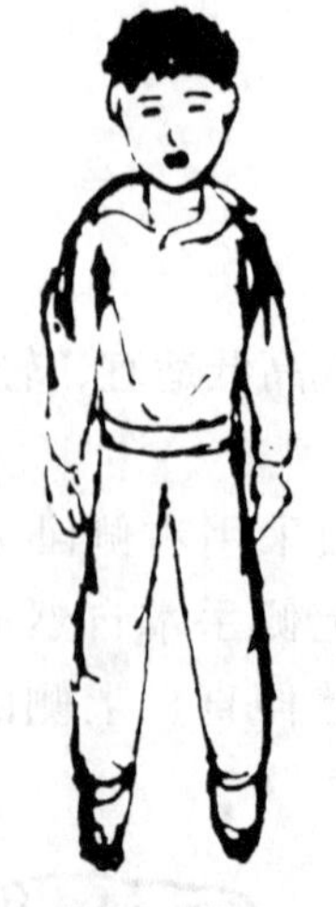

图3-10 自然站式

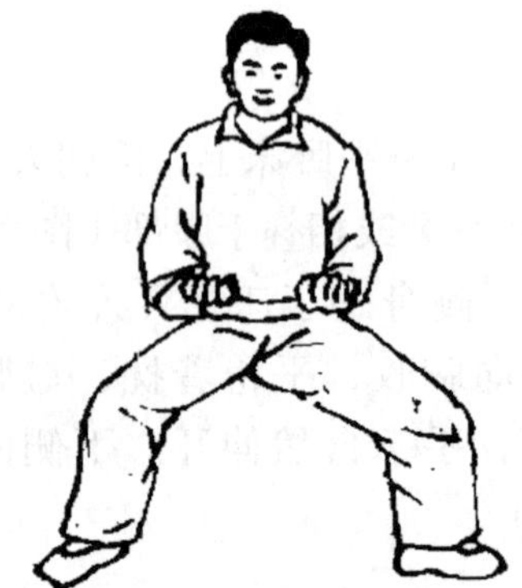

图3-11 骑马式

这是一种稳固底盘，消除上部紧张状态的站式，适用于青壮年和身体强健者。

3. 三圆式 两足左右分开，间隔与肩同宽，两足尖内八字站成一半圆形。两膝微屈，收胯直腰，含胸拔背，两臂抬起。两手平乳，作环抱树干状。两手指均张开弯曲如抱球状，两手心相对，距离 20cm 左右，头正身直，两眼睁开，视前方某一目标，或地面某一目标。口轻闭，舌顶上腭。三圆即足圆、臂圆、手圆（图 3-12）。

4. 下按式　两足左右分开，间隔与肩同宽，两臂下垂两侧，两手指直向前，掌心按向地面。其余均同三圆式（图 3-13）。

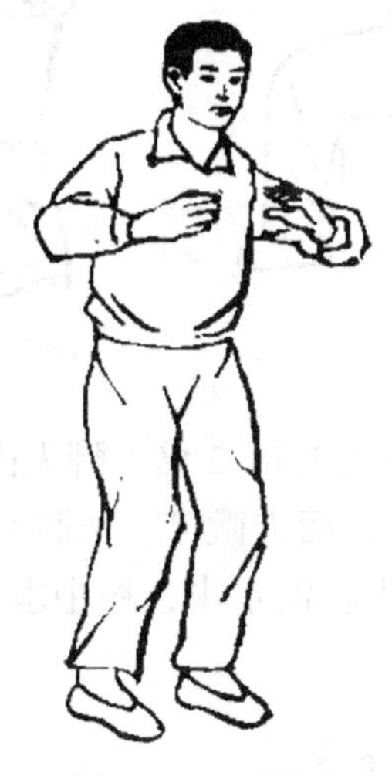
图 3-12　三圆式

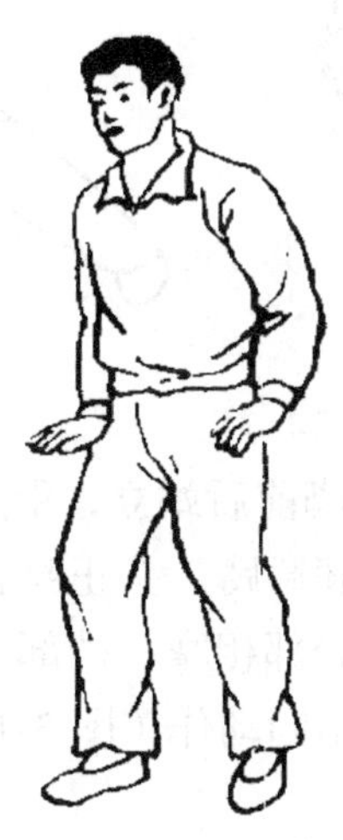
图 3-13　下按式

（四）走式

1. 矮步　两脚平行站立，距离约等于本人脚长。屈膝半蹲。头正身直，目视前方，面带微笑。保持半蹲姿势或交替行走，两手可随功法不同做相应不同的动作（图 3-14）。

2. 弓步　两足前后站立，距离为本人脚长的 4～5 倍，脚尖稍内扣，前腿屈膝半蹲，小腿与脚尖垂直，大腿尽量水平。后腿挺膝伸直，两脚全脚着地。头正身直，目视前方，面带微笑，两脚交替行走，两手可随功法不同做相应不同的动作（图 3-15）。

3. 太极步　自然站立。两手下按于体侧，或交替置于小腹部。先以左足向前移一小步，左膝自然挺直，左脚跟着地，足尖朝上；同时右膝微屈下蹲，然后左脚底全部着地，左膝稍向前弓出，左脚自然放平。再慢慢提起右腿，向前移起，右足尖轻轻着地，同时膝微弯曲，此时重心在左足。继之右足前移一小步。左右交替前进。两眼睁开，平视正前方或向下看足尖，头部正直，松肩垂肘，上半身要自然舒适（图 3-16）。

走太极步能加强下肢运动，适宜老年人进行腰腿的锻炼。

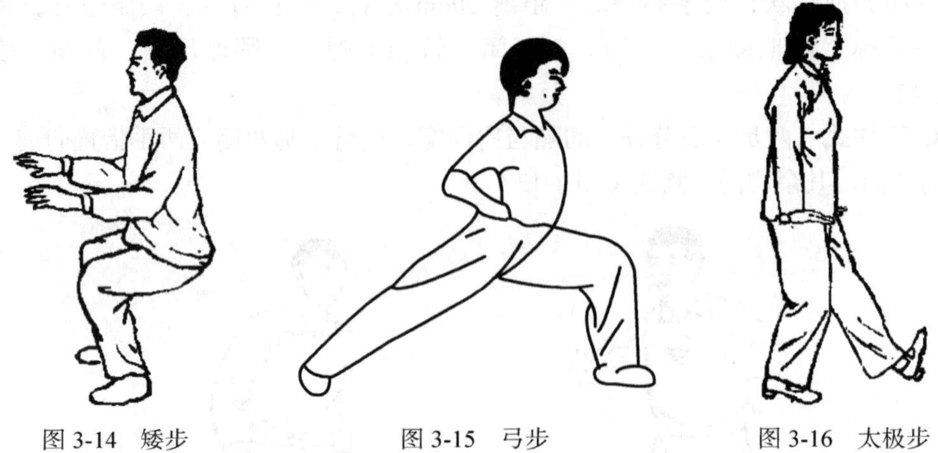

图 3-14 矮步　　图 3-15 弓步　　图 3-16 太极步

4. 八卦步 两脚前后站立，距离为本人脚长的 1.5～2 倍，脚尖内扣，五趾抓地，脚心涵空，两腿屈膝微蹲。头正身直，目视前方，面带微笑，两脚交替摩胫而行[即行走时足（踝）和胫部相摩，裆部合拢]，仿佛走在泥水中，稳中求快，又曰“趟泥步”。两手相应做不同动作（图 3-17）。

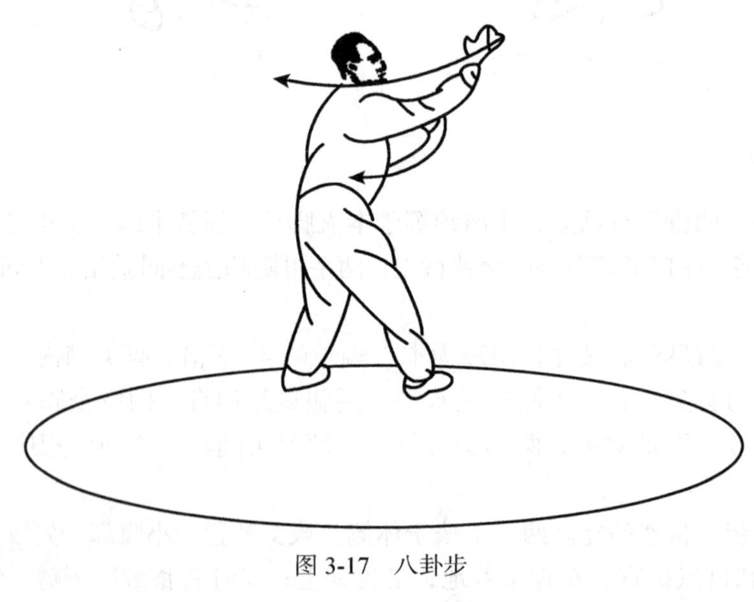

图 3-17 八卦步

二、调　息

调息就是调整呼吸，即练功者在练功时间内所采取的呼吸方法，古称“调气”。

（一）自然呼吸

自然呼吸即一般的呼吸，但要求比平时柔和一些。这是呼吸锻炼的基本方法，也是最常用的呼吸方法。

由于男女生理上的差异及人们习惯的不同，出现的自然呼吸也会不同，一般有三种自然呼吸形态。

1. 自然胸式呼吸 呼吸时胸部随呼吸起伏。

2. 自然腹式呼吸 呼吸时腹部随呼吸起伏。

3. 自然混合式呼吸 呼吸时胸腹部随呼吸起伏，且起伏较为明显。也有称此为全呼吸。

（二）腹式呼吸

腹式呼吸是通过自然呼吸，逐渐锻炼而成，它可以使内脏活动功能增强。一般说意守脐中时，易于形成腹式呼吸。常见的几种腹式呼吸如下。

1. 顺腹式呼吸 吸气隆腹，呼气收腹。

2. 逆腹式呼吸 吸气收腹，呼气隆腹。一般认为逆腹式呼吸更能加强肠胃的活动功能。

3. 潜呼吸 随呼吸小腹部微微起伏，在呼吸高度柔和的情况下会出现这种呼吸。

4. 脐呼吸 这是比潜呼吸更柔和的腹式呼吸，腹部几乎不动，而想象脐部在呼吸，故名。古人称此为“胎息”，如《摄生三要》所说：“须想其气，出从脐出，入从脐入，调得极细，然后不用口鼻，但以脐呼吸，如在胞胎中，故曰‘胎息’”。

（三）提肛呼吸

吸气时，稍上提会阴部；呼气时，放下会阴部。此法可用于气虚下陷的内脏下垂，如子宫脱垂、肛肠疾病等。

（四）鼻吸鼻呼法、口吸口呼法、鼻吸口呼法

静功呼吸，一般要求鼻呼鼻吸法。对于一些有鼻病或其他疾病用此呼吸有障碍时，可用口辅助，或以口代替鼻呼吸，即口吸口呼法。对胸闷、呼吸不畅者，则鼻吸口呼较为舒适。

（五）练呼与练吸

呼与吸能分别影响交感神经与副交感神经，对内脏起着不同的作用。一般说来，练呼对高血压、肺气肿、青光眼、头痛、头胀、胸腹胀满等属于上实下虚者较为舒服。练吸对某些肠胃功能差，阳虚怕冷等虚寒证者较为适宜。

练呼，可采用延长呼气的方法；练吸，可采用延长吸气的方法。但要注意患者的阴阳辨证，正如明代张景岳在《景岳全书》中指出：“阳微者不能[练]呼，阴微者不能[练]吸”。

（六）暂停式呼吸

1. 吸停呼 吸气后停息默念字句，然后呼气。

2. 呼停吸 呼气后停息默念字句，然后吸气。

（七）吐字呼吸

1. 不发声 在呼气时做成发某一字的口形，但不发出声音。如某些六字诀功法，即呼气时分别做成发“嘘、呵、呼、呬、吹、嘻”六字的口形，但不发出声音。

2. 发声 在呼气时发出某一字的声音。如嗨字劲，即在呼气时大喝一声“嗨！”。

（八）数息、听息、随息、止息

数息、听息、随息、止息都是加强与意念结合的呼吸锻炼方法。

1. 数息 默数鼻端呼吸出入的次数，从一到十或到百，周而复始。可以数呼也可以数吸，数呼是练呼，数吸是练吸。

2. 听息 两耳默听自己呼吸的出入，不计次数。

3. 随息 把意识集中于注意鼻端呼吸的上下出入，不计次数。

4. 止息 调整呼吸到一定程度时，呼吸的出入形成一种深长柔和、似有似无的状态。

当情绪不太安定，杂念较多时，可用数息、听息。比较安定时，可用随息。止息是深长细匀呼吸的体会，不是硬练出来的。

（九）意呼吸

意呼吸是指意想从皮肤汗孔或百会、劳宫等穴位与大自然进行信息交换。

（十）呼吸锻炼中舌的配合动作

锻炼呼吸时，有时可以配合舌的动作。有两种方法，介绍如下。

（1）舌顶上腭不动：又称为“搭鹊桥”，在练小周天功法时，可帮助打通任、督二脉。

（2）舌随呼吸起落：吸气时舌顶上腭，呼气时舌自然放下。

舌顶上腭不动可以增加口中津液，舌随呼吸起落可以帮助安静。

三、调　心

调心就是调定心意，即练功者在练功时间内所采取的思想状态。古称“练神”“存神”“存思”等。

（一）意想身体放松

有意识地使身体放松，是练功中最基本的内容，从练功一开始，就要注意身体姿势摆得安稳妥当、舒服自然，并使之放松。同时在整个练功过程中，不断使这种放松度加深，以解除各种紧张状态。如果这种有意识地摆好姿势、放松身体做得较好，也就是调心较好的一种表现。

（二）意想身体某一部位

在放松身体以后，在整体较为安静的基础上，注意身体某一部位，通常称之为“意守”“凝神”。常用的意守部位多是经络上的穴位。这种把注意力集中于某一穴位，一方面是为了更好地排除杂念；另一方面，由于注意的穴位不同，可以对身体内部气血的运行和脏腑的功能起不同的作用。例如，高血压患者，注意头部与腹部、下肢的穴位，对血压升降的影响就不同。

（三）意想呼吸

在身体放松的基础上，为了有意识地使呼吸缓慢下来，思想安静，可采用下列两种注意呼吸的方法。

1. 数息　一面呼吸，一面默数其次数，从一至十，或从一至百，如此周而复始。

2. 随息　意识随着呼吸出入，不计次数。

（四）注意默念字句

注意呼吸的同时默念字句，如吸气时念“静”，呼气时念“松”，或类似这样的语句。这是给练功者一种良性暗示，起着安静放松的诱导作用。

（五）注意身体外部

因心肝火旺，烦躁不安，难以注意身体内部的人，如有些神经衰弱患者，可采用“采外界”的方法，即注意外界环境某一良性目标，如花朵、绿树、青山、天空等。通过意念的作用，摄取外界所显现和蕴含的有益素质，做到“情从景生”“唯意所适”“静观万物皆自得”，逐渐进入“物我同化”“天人合一”的境界。

（六）产生良性联想

在上述“物我同化”的基础上，再产生良性联想。例如，静观鲜花绿树进入“物我同化”的境界后，再联想到名句“幽花一树明”的诗情画意，进而人在画中，物我同化，进入“惚兮恍兮，其中有象，恍兮惚兮，其中有物”的内外环境高度协调和谐状态。现将本文所列“三调”方法归纳如图 3-18 所示。

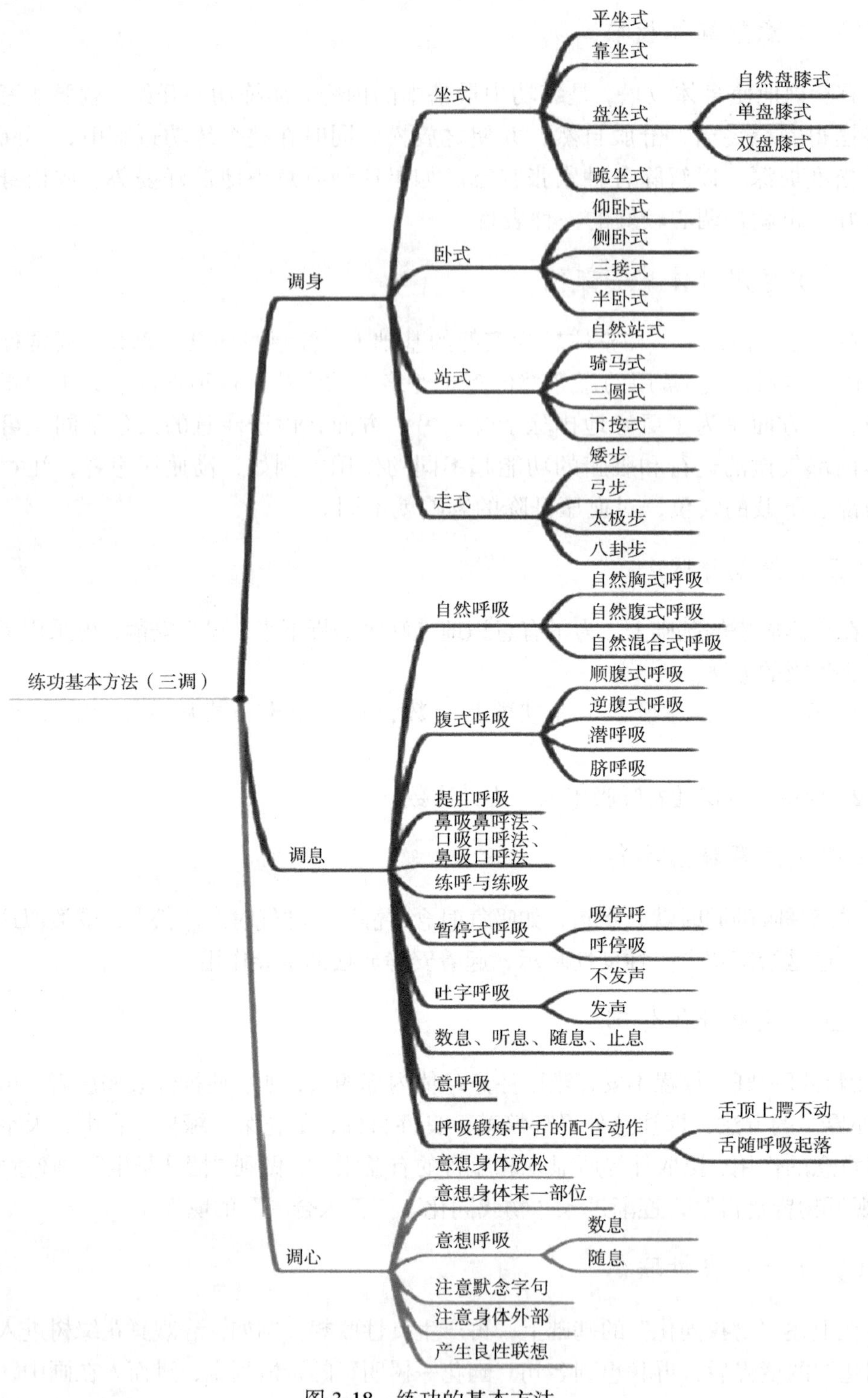

图 3-18 练功的基本方法

（胡春申 胡 海 徐俊丽）

第二节 调 丹 田

一、丹田是一门养生学说

丹田学说，是通过长期养生实践逐渐形成并完全为指导养生锻炼而建立的学说。因此，这是一种近千年来流传最广、实践性最强、学术争鸣最为活跃的学说。

关于丹田的资料，散见于历代医、道、佛、儒、武术和民间，20 世纪 80 年代，笔者经过长期对丹田功和周天功的实践，同时对散见于历代文献中关于丹田、周天理论进行钻研后认为，丹田和周天的内容，有成熟的理论，有着丰富的实践，已经远远超出了“术”的范畴，而是两门联系密切而又各自独立的专门学问。为此，笔者在国内外首次明确提出了“丹田学说”和“周天学说”的概念，并对此进行了论证。

二、丹田的部位和作用

最早明确指出丹田部位的是晋代皇甫谧所著的《针灸甲乙经》，其曰：“石门……一名丹田，一名命门，在脐下二寸”。他认为肚脐下二寸的石门穴即是丹田。

最早把丹田分为上、中、下三处的，是晋代葛洪的《抱朴子·地真篇》，其曰：“或在脐下二寸四分，下丹田也；或在心下绛宫、金阙穴，中丹田也；或在人两眉间，却行一寸为明堂，二寸为洞房，三寸为上丹田也。”他认为丹田分上、中、下三部，下丹田在肚脐下二寸四分，中丹田在心下的绛宫、金阙穴，上丹田在由两眉间的印堂穴入头内三寸处。此后，各家各派均有论述。总的说来，丹田的部位大致可分为上、中、下三部。上丹田在头部，中丹田在胸部，下丹田在腹部。如洞元子《内丹诀》说：“上丹田为泥丸宫，中丹田为绛宫，下丹田为气宫。”此外，还有以会阴、涌泉等穴为丹田者，如《养生与美》说：“涌泉穴，下丹田。”

丹田的具体位置各家说法不一。例如，头部丹田有百会、印堂、祖窍、玄关等；胸部丹田有膻中穴、心中等；腹部丹田有神阙、气海、关元等。丹田的大小，亦众说纷纭。有的认为是点，有的认为是面，有的认为是体。以腹部丹田为例，如《红炉点雪》就认为是一点：“夫修身之士，不识丹田所在，咸指脐下一寸三分为言。”《金丹妙诀十六字》则认为是一个面：“此穴即在腰前脐后，其中稍下有一虚无圈子是也。”而《针灸资生经》则认为是一个体：“丹田在脐下三寸，方圆四寸，着脊梁两肾间中央者是也。”

关于丹田的作用，各家各派都认为丹田是具有汇聚精、气、神而产“丹”的作用，各部丹田作用又各有侧重。正如《东医宝鉴》引《仙经》所说：“下丹田，藏精之府也；中丹田，藏气之府也；上丹田，藏神之府也。”明确指出了上、中、下丹田藏神、藏气、藏精的不同作用。现综合各家之说，见表 3-1。

表 3-1 丹田部位和作用一览

部位	具体位置	各部丹田作用	总作用
头部丹田	百会：头顶正中 天目：前额正中 印堂：两眉之间	藏神之府，练神还虚之处，内气外放的气源之一。有提高智能、产生内视外视和增强机体感觉敏化程度等作用	都具有产“丹”的功能和保健强身、防病治病、益寿延年等作用
头部丹田	祖窍：两眼之间 玄关：在印堂与枕外粗隆（即后脑部高骨）的连线上，距印堂三寸处 上丹田（泥丸宫）：以玄关为中心的一个体		
胸部丹田	膻中：两乳之间 心中：胸内正中点 中丹田：以胸内正中点为中心的一个体	藏气之府，练气化神之处，内气外放的气源之一	
腹部丹田	神阙：即肚脐 气海：脐下一寸五分 石门：脐下二寸 关元：脐下三寸 下丹田：以肚脐与命门连线中点为中心的一个体，或以气海为中心的一个面	藏精之府，练精化气之处，内气外放的气源之一	
其他特定部位	会阴：肛门与生殖器之间 命门：第 2 腰椎下 劳宫：手掌心 涌泉：脚掌心	会阴为固精之处 命门为内气外放的气源之一，亦能产“丹”， 劳宫、涌泉均为内气外放的进出口	

三、丹 田 功 法

调丹田，又称丹田功，内容极其丰富，是调病学说在中医养生中的又一类具体应用。

总的来说，丹田功是调身、调息、调心三调结合而以练意存神，即调心为主的一大类功法，既可单练某部某个丹田，或从头部或腹部某个丹田入手继而再练其他部位某个丹田，亦可一开始就两部或三部丹田共练。

丹田功具体练法很多，举例简介如下。

（一）头部丹田功练法

1. 明心见性功 闭目盘坐，两手合掌于胸前。自然呼吸，意守玄关。

效应（注：以下各功法的效应，只写出该功法的特殊效应，至于同时出现的其他常见效应，如头脑清晰、唾液增多等，可参阅拙作《中华气功学》第一章第五节练功效应、偏差和注意事项）：初练时意守处灰暗无物，后可内视得一团模糊絮状物体，继后该物紧缩成珠，大如玉米粒，颜色先灰后白，久练则转为金黄或紫金色，有光泽。最后可放出光环于脑后，直径可达尺余。这一效应变化，在《周易参同契》中有类似记载："先白而后黄兮，赤色通表里。名曰第一鼎兮，食如大黍米。"意即随练功层次的不同，丹的颜色是先白后黄。当丹色变为金黄色后，则人体内外得以沟通。这是炼丹的"第一鼎"（古人把上、中、下三部丹田称为三鼎），练成的丹如大玉米粒般大小。

作用：提高智力，增强感知能力，防治老年痴呆，治疗自身脑供血不足、低血压、头目眩晕、失眠多梦、慢性鼻病、痔疮、月经淋漓不尽等病证。

禁忌：高血压阳亢型、脑动脉硬化等上实下虚病证患者禁练。

2. 开通天目功

（1）拨开天门：自然站式，两目轻闭，先以两手中指以天目为中心纵行往返交错抹额 64 次，意想以天目穴为中心在额部纵开一眼，自然呼吸。

效应：可有额部松弛感、天目穴发热和感觉天目穴处出现纵开的眼形孔穴等。

（2）神气出入：吸气，意想外界清气由天目穴吸入头中；呼气，意想体内浊气由天目穴呼出。

效应：天目穴可有吹风感、清凉感和气的出入感。

（3）意守天目：意想两眼和天目成一"品"字形，全身精、气、神上送，聚于天目和两眼。再闭目上视天目穴，意想两眼中精、气、神也上聚于天目穴。排除杂念，静守天目穴 15 分钟以上，自然呼吸。

效应：天目穴处可出现灰白、白、金黄等颜色光屏，也可出现一些景物形象。

（4）内视外视：闭目，以天目穴内视自身脏腑经脉穴位和其他各部丹田，或外视体外人物景象（内视与外视的概念详见拙作《中华气功学》第四章第二节），自然呼吸。

效应：可逐渐看清体内外景物，初时模糊，色灰白；后渐清楚，呈不同色彩。

（5）内气外放：用意念把天目穴所聚之气集中向全身发放，以诊治疾病，自然呼吸。

效应：可从天目穴观察到所发放之气在体内的活动情况。

作用：开发视觉潜能，产生内气外放和外气内收功能，治疗自身慢性眼病、慢性鼻病、低血压、贫血等病证，发现和调治自身与他人疾病。

禁忌：同明心见性功。

（二）胸部丹田功练法

胸部丹田除妇女练女丹功时作为入手部位以外，一般都在腹部丹田功的基础上进行。下面选介一种心胸开合功。

心胸开合功，分三个步骤，介绍如下。

1. 吐纳通宫 三圆式站立（即两膝微弯，两手平乳作环抱树干状。详细做法及要求详见本章第一节），意守胸中片刻，然后吸气时意想外界清气由口鼻吸入胸中，呼气时意想浊气由口鼻呼出，清气则由胸中经双上肢由掌心劳宫穴出。

效应：吸气时胸部有充盈感，呼气时上肢有气行感，劳宫与指缝、指尖有外气出入感及麻、胀、冷或热感。久练则可产生由胸部和上肢组成的环状平面形成的气场的感觉。

2. 两宫对吸 吸气，两手向两侧分开，意想外界清气由劳宫吸入胸中；呼气，两手向胸前合拢至两肩同宽的距离，劳宫相对，意想浊气由口鼻出，清气由胸中至劳宫出。

效应：两手劳宫及掌指有相互牵拉感及麻、胀、冷或热感。

3. 内气外放 用意念把胸中所聚之清气集中向全身发放，以诊治疾病。

效应：可产生局部或全身的得气效应，如气行感、气攻病灶感、发热、出微汗、自发外动等。

作用：提高机体感知能力，产生内气外放、外气内收功能，调治自身心血管系统，呼吸系统和消化系统疾病，如冠心病、慢性支气管炎、肺气肿、肺结核、胃及十二指肠溃疡、慢性肝炎等病证，诊治他人疾病。

禁忌：急性心肌梗死、溃疡病急性穿孔等患者禁练此功，肺结核、肝炎等传染病患者禁用此功发放外气治疗他人疾病，育龄妇女不宜专练此功。

（三）腹部丹田功练法

腹部丹田功练法最为丰富，下面选介一种铁盘功。

铁盘功是一种硬养生功，分四步连续进行。

（1）马步站立，两手放于气海处，男子左手在内，右手在外，女子右手在内，左手在外，劳宫对气海。吸气，意想外界清气由鼻吸入气海；呼气，意想浊气由口排出，同时清气聚于气海，共呼吸九次。

效应：吸气时有气海进气感，呼气时可有气海及腹部聚气感和劳宫及掌指发热、发胀感。

（2）两手变拳收于腰间，然后交替向前上方冲拳三次。冲拳时，同时口喊“嗨”字，想食指至小指的第二指节。

效应：冲拳时会有第二指节气聚感。

（3）每冲一拳后，则以冲拳之第二指节为发力点向下击打以气海为中心的腹部，同时口喊“嗨”字，意想气海所聚之气向外抗击下打之拳。冲一拳打一次，打六次为一盘，共练三盘。

效应：击打的瞬间腹部可产生强大的抗击力。

（4）打完六次后，男子以左拳逆时针揉腹三次，再以右拳顺时针揉腹三次，女子则先右拳后左拳揉腹。

效应：腹部有坚韧、充实、发热等感觉，手部有麻胀感。

作用：促进腹部抗打击能力和增强拳击力，能提高消化系统和泌尿生殖系统功能，治疗自身消化不良、腰背酸痛、腹肌松弛、性欲减退、遗精阳痿、月经不调等病证。

禁忌：体内有器质性疾病如动脉硬化、腹内肿瘤等及妇女的经、孕、产、乳四期，禁练此功。

总的来说，调丹田，是一大类增强自身感知能力、抗病能力、免疫功能和发挥潜能的养生功法。下丹田重在壮肾生精、中丹田重在强心益气、上丹田重在益智凝神，其中很多内容已近失传，值得认真钻研，潜心实践，科学实验，传承创新，实现积气生精、练精化气、练气化神、练神还虚、提高生命质量的目标。

（胡春申　胡　海　徐俊丽）

第三节　调　周　天

周天学说，是阐述和研究对丹田与经脉进行养生锻炼的学说。周天，原指天体的运行轨道，养生学用以借喻在丹田中练成的丹在人体经脉中的运行提炼，并进行身心调理。

周天学说，以八卦、阴阳、五行、运气及外丹理论为主要说理工具，以整体观和奇经理论为基础，借用这些理论中大量的名词术语，来说明周天的修炼过程。是宋、元以降，融合道、佛、儒思想，兼采医家理论，以《周易参同契》和《悟真篇》为主要经典著作，著述最多和影响最大的一门养生学说。

至明代，周天学说趋于成熟，其代表作，明初有张三丰所著的《玄机直讲》《玄要篇》等；明代中后期有陆潜虚编著的《方壶外史》，署名尹真人所授的《性命圭旨》，伍守阳著的《天仙正理》《丹道九篇》《仙佛合宗语录》等。清代乾隆时柳华阳的《金仙论证》《慧命经》，刘一明、董德宁注解的《参同契》《悟真篇》，以及嘉庆、咸丰时李涵虚著的《道窍谈》《三车秘旨》对周天功理功法均有发挥。近几十年来，论周天的著述也时有所见，练周天功者也时有所见。

一、周天的概念

（一）周天的本义

周天是古代天文学上的名词，又分为大周天和小周天。大周天指太阳一年移动一周，小周天指诸星一昼夜移动一周。

（二）周天在养生学中的含义

小周天：指精、气、神在丹田化合产生的物质在任、督二脉中运行、融练和调理全身。

大周天：指精、气、神经过小周天锻炼后形成的物质在更多的经脉或全身各部分运行、融练和更有针对性地调理。又包括几种情况：第一种是在任督运行后，在十二经脉或其他奇经的一条或几条中运行融练、调理；第二种是按十二经脉的循行次序逐一运行融练、调理；第三种是在奇经八脉中运行融练、调理；第四种是在整个经络系统中运行融练、调理；第五种是不一定循经络，而在全身或局部脏腑组织器官中运行融练、调理。凡此种种，因人、因功法不同而异，总不离乎一个“调”字，都属大周天。

二、周天功法

调周天，又称周天功，医、儒、道、佛、武术、民间都有各自的周天功法，内容极其丰富，是调病学说在中医养生中的又一大类具体应用。

（一）周天功法概说

周天功法：有理法具备者，有实践所得者；有理法相近者，有理法各异者；有理相近而法不同者，有法相近而理不同者。其理论，有从八卦、阴阳等传统理论立论者，有从现代医学角度推理者；其功法有简有繁；有意通，有气通；有的需练十年，有的只要百天；有的以头部丹田为门径，有的以腹部丹田为始端；有谓严从古法、师承正宗，功中事条不许有丝毫差池者；有谓与众不同、“离经叛道”、随意运行均可者；有言练周天功前需要先练基本功者；有教大周天以后之功法者……真是百花竞艳，各呈其芳；千门万户，各树一帜，好一派学术争鸣的繁荣景象！这一方面反映出周天学说内容的丰富多彩，但另一方面，也带来了一系列的问题。初学养生者，因此而益感其惑；怀疑养生者，因此而倍增其疑；囿于门户者，因此而互相贬责；哗众取宠者，因此而浑水摸鱼。笔者认为，这种诸说蜂起的现象，虽有历史、师承、地域、哲学观点不同诸多方面的原因，然究其根本原因，却是人体生命过程的固有特性。因为人是一个开放性的超巨系统，从控制论的观点来看，任何一个复杂系统，从一个状态转到另一个预定状态的途径也绝不是唯一的。这就是周天学说百花齐放的基本原因。正因为如此，我们判断这些功理功法的标准，就应当是看它对人体生命状态的影响，也就是对人体身心健康所引起的作用如何。有益于人体身心健康的，就是好的，值得继承和发扬；反之，就是差的，应当淘汰和禁止。

为使读者能对周天功法首先获得一个简明完整的概貌，笔者根据周天功法的共性，本着传承精华，守正创新的精神，整理出了如下一套功法模式。

这套周天功法，包括三个练功阶段。

第一阶段：小周天阶段，即练腹部丹田和任、督二脉，产小丹。

第二阶段：大周天阶段，即练胸部丹田和脏腑经脉，产大丹，实现人体内部的整体协调。

第三阶段：物我同化阶段，即练头部丹田和沟通人体内外，在实现人体内部整体协同的基础上，实现人与自然、人与社会的整体协调。

1. 小周天阶段 小周天阶段可大致划分为入静、调小药、产小药、采小药、炼小药、成小丹六个步骤。

（1）入静：摆好姿势，调匀呼吸，排除杂念，使身、息、心都处于轻松安宁状态，即是入静。

（2）调小药：入静后，意守腹部丹田，使精、气、神汇聚于此，即为调小药。

（3）产小药：经过一段时间的调药锻炼以后，在腹部丹田产生了由精、气、神混合炼成的物质，即为产小药。小药又名真种子。

（4）采小药：使所产生的小药保存在腹部丹田而不耗散，即为采小药。又称采封、封炉。

（5）炼小药：把所产生的小药送入任、督二脉中运行，在运行过程中继续融练，为炼小药。

（6）成小丹：小药在任、督二脉中运行融练到一定时候，发生质变，即结成小丹，归于腹部丹田。

以上六步，除炼小药是在任、督二脉中进行外，其余五步都在腹部丹田中进行。由于腹部丹田是藏精之处，因此，小周天阶段虽然是精、气、神合炼，但重点是炼精——使精化为高质量的气，所以，这一阶段，又称炼精化气阶段。

2. 大周天阶段　大周天阶段是在小周天阶段的基础上进行的，大致可划分为调大药、产大药、采大药、炼大药、成大丹五个阶段。

（1）调大药：把小丹运入胸部丹田，再把全身精、气、神汇聚于此处，即为调大药。

（2）产大药：经过一段时间锻炼以后，在胸部丹田产生了小丹与全身精、气、神进一步混合炼成的物质，即为产大药。

（3）采大药：使所产生的大药保存在胸部丹田而不耗散，即为采大药。

（4）炼大药：所产的大药在任、督二脉和其他经脉或经络及全身各脏腑组织器官内运行，在运行过程中继续融练，即为炼大药。

（5）成大丹：大药在全身运行融练到一定时候，发生质变，即结成大丹，归于胸部丹田。

以上五步，除炼大药是在全身进行外，其余四步都在胸部丹田中进行。由于胸部丹田是藏气之府，因此，大周天阶段虽然是精、气、神合炼，但重点是炼气——使气化为高质量的神。所以，这一阶段，又称为练气化神的阶段。

3. 物我同化阶段　在产大丹田以后，一般能自然进入物我同化阶段。物我同化阶段大致可划分为炼明堂、炼洞房、炼泥丸、神转为明四个步骤，但前三步往往同时进行。明堂在两眉之间入里一寸，洞房在两眉之间入里二寸，泥丸在两眉之间入里三寸。正如《抱朴子·内篇》所说："两眉间却行一寸为明堂，二寸为洞房，三寸为上丹田也。"

（1）炼明堂：胸部丹田所产的大丹，移入头部丹田后，即置于明堂处，再以全身精、气、神在明堂处温养，即为炼明堂。

（2）炼洞房：将明堂温养之物移入洞房温养，即为炼洞房。

（3）炼泥丸：将洞房温养之物移入泥丸温养，即为炼泥丸。

（4）神转为明：在明堂、洞房、泥丸温养之物发生质变，即为神转为明。

以上四个步骤都在头部丹田中进行。由于头部丹田是藏神之府，因此，物我同化阶段虽然亦是精、气、神共炼，但主要是炼神——神转为明。又因此阶段温养之物发生质变，有即无、悟即空，所以，这一阶段，又称为炼神还虚阶段。

必须说明的是，以上是为了帮助读者了解周天功全过程而立的一种练功模式，并非周天功只此一法，望勿胶柱鼓瑟，明其规矩即可。以下仍以此模式为例，介绍周天学说的其他内容。

（二）周天功各阶段的主要作用

1. 小周天阶段 通过意守腹部丹田以积气生精和运行任督以炼精化气，可以防病治病，补益虚损，使人获得充沛的精力，正如《周易参同契》所说："颜容浸以润，骨节益坚强，排却众阴邪，然后立正阳。"

2. 大周天阶段 通过丹药在胸部丹田和全身经络脏腑的融练，可以益寿延年，使人体内部高度统一协调，从而产生强大的得气效应，用于防身制敌，亦可用于诊疗疾病，使人健康长寿。正如《黄庭内景经》所说："皆在心内运天经，昼夜存之自长生。"

3. 物我同化阶段 通过大丹在头部丹田温养而发生质变，可以开天目、开顶门、移情易性，能够和自然界及他人进行多种常人办不到的物质、能力和信息交换，对自然和社会及自我的认识发生根本的变化，出现天眼通、天耳通、神足通、他心通、宿命通、漏尽通"六神通"功能，能够高度适应自然和社会的变化，亦能够使自然和他人产生一定的变化。正如《钟吕传道集》所说："自外而内，运天地纯粹之气，而接引本宫之元阳；自凡而圣，运阴阳真正之气，而补炼本身之元神，其功不可以备纪。"亦如《素问·上古天真论》所说："游行天地之间，视听八达之外，此盖益其寿命而强者也。"

由于体质、悟性等诸多因素，周天功法的效应，并非每个人都能够完全达到。调周天具有自我身心锻炼的特点，个人的体质、悟性、禀赋等，决定了练功成效各不相同。就像自己的声音素质，直接影响唱歌的效果一样。当然，对于绝大多数人来说，调周天练功法的目的，主要是防治疾病、益寿延年，因此，既不可能也没有必要每个人都要达到物我同化境界，就像既不可能也没有必要个人都要达到歌唱家的水平一样。

从时代特点看，现时代的生活是快节奏，时间就是事业、时间就是金钱、时间就是生命。能够有充裕的时间修炼复杂周天者，毕竟是极少数。即使是离退休老人，如果要他们"老来出家"去啃古奥难懂的周天功理和严格训练十来年的大小周天，恐怕也多有困难。因此，从绝大多数人的需要出发，简单的、易学的、需时短的、见效快的、有益于身心健康的周天功法，更有推广价值。

三、胡春申教授的调周天——中西医结合大小周天功

调周天，即练习大小周天，是胡春申教授钻研和实践了数十年的功法。近十多年来，他在走路健身的过程中，逐渐体悟出一套中西医结合的周天功法。一般情况下，仅需半小时，走约三千步，就可练完一套。走路练功过程中，即能体察和感知自我身心的问题之处，并自然而然地进行自我调理，是活生生的调病过程，具有显著的调理身心作用，练功前后自我感觉判若两人。自己练习起来很简单随意，但要想教给别人却很难。

胡老曾把这套功法所收集的数十万字的文字及影像资料，以及整理的思路、提纲，寄给他当年练功最棒的学生之一——何军。但何军反复钻研了多次，仍然无法学会和整理出来。胡老渐渐悟出，这套调周天功法，是他为自己量身定制的，与他的知识结构、练功基础密切有关，他能够轻松做到的，别人却不知所云。但他仍然下决心争取把这套功法整理出来，供后人学习、研究、传承、创新。因为，这确实是一套简便廉验、潜力无限的养生调病方法！

胡老初步总结了一下，目前要练习好这套中西医结合大小周天功法，需要如下知识技能。

（1）有较长期的丹田功训练基础。

（2）进行过意到气到的训练，能够熟练地以意领气。

（3）有一定的内视体验，即李时珍《奇经八脉考》所说的“内景隧道，惟反观者能照察之”。

（4）熟悉十二经脉的循行路线，不单是体表的循行路线，还包括内联脏腑外联九窍的体内循行路线。最好能够熟练背诵《灵枢·经脉》的十二经脉循行路线原文。对于奇经八脉，特别是任、督二脉，也要熟悉其体内外的循行路线。

（5）熟悉人体解剖生理，了解各主要器官的形态和功能，特别是脑的结构和血液循环，心脏的结构、功能和冠脉循环。

……

这样，当调周天到某一经脉时，自然就会出现相关的景象，如果发现有问题，就会自我调理。例如，运行足太阳膀胱经到头顶部时，就会想到《灵枢·经脉》原文“其直者，从巅入络脑”，这时就会意想膀胱经脉入脑后，即为脑部血管网，脑部血液循环的图景会鲜活动态地呈现，会发现脑血管是否通畅或者有小血管梗阻，会自然意想颅内血管通畅、管壁柔软，腔隙性脑梗死等脑血管疾病向愈。此时会出现自发的头部按摩动作。

本来，趁这次著作《调病论》的机会，胡老想把这套功法整理出来，但难度太大，需要的时间、精力太多，这次实在是力不从心。今后，他会想方设法，争取把这套中西医结合调周天的功法整理出来，奉献给世人。

（胡春申　冯　军　胡　海　徐俊丽）

第四节 调 刚 柔

“调刚柔”一词，首见于《灵枢·本神》。这是在黄帝提出“凡刺之法，先必本于神”的论断，岐伯对精、神、魂、魄、心、意、志、思、智、虑系列精神活动的特点进行描述之后，做出的养生总结：“故智者之养生也，必顺四时而适寒暑，和喜怒而安居处，节阴阳而调刚柔，如是，则僻邪不至，长生久视。”此论把调刚柔，作为与顺四时、适寒暑、和喜怒、安居处、节阴阳并列的六大养生原则之一。这句话的意思是说：睿智者的养生之道是顺应四季的更替，适应寒暑的变迁，调和喜怒的平衡，调节阴阳的盛衰，安定居处之地，调整身心的刚柔，只要做到了这些养生之道，就不会被病邪侵害，从而健康长寿。

后世养生功法，极大地丰富了“调刚柔”的内容。

一、刚柔的含义

刚，不是僵硬，不是蛮力，而是有弹性和穿透力的刚。柔，不是软塌，不是无力，而是将骨关节处放松、松开，使肢体相对拔长，是有弹性的松而不懈。这样的柔，即所谓“宁可筋长一寸，不可肉厚三分”，为实现“寸劲”“脆劲闪力”“拳打毫厘”所做的准备。

众所周知，对坚硬的石头和柔软的棉花，不论采取任何手段，都不可能产生出理想的弹性力。而对人体，通过养生功法的系统培训，千锤百炼，刚而归之于柔，柔而造至于刚，刚柔无迹可见，就能够将自己的身体锻炼成一个高度协调的弹性体，这就是调刚柔。

二、调刚柔的三个阶段

调刚柔包括摧僵化柔、积柔成刚、刚柔相济三个阶段。

（一）摧僵化柔阶段

初练养生功法完成动作时，往往肌肉紧张僵硬，身体缺乏柔软性和弹性，完成动作不协调。此时，要特别强调意识和肌肉的放松练习，要求练功者立身中正，虚领顶劲，松肩沉肘，含胸塌腰，呼吸自然，松胯屈膝，上下相随，快慢相间，外形走弧线，内劲走螺旋，以身领手，以腰为轴，整套功法没有平面，没有直线，没有断续处，没有凸凹处，没有抽扯之形，没有提拔之意，浑然一圆，方为合格。“外操柔软，内含坚刚，常求柔软之于外，久之自可得内之坚刚；非有心之坚刚，实有心之柔软也”。通过一系列心法和身法调节，以及缓慢松柔、圆活连贯的反复动作练习，化去拙劲、僵劲，由硬变柔，节节贯通、周身一家、一动无有不动的整体劲，为意、气、劲毫无阻滞地抵达全身任何一个部位打下基础。这就是摧僵化柔。这个由僵劲化为柔劲的过程大约需要系统训练 2 年时间。

（二）积柔成刚阶段

在摧僵化柔的基础上，首先是以意导体，在意识的支配下，通过各种身法的调整，以“五把弓”原理为依据，建立“五把弓”模式的身体姿势，即把人体各部分调节成由躯干和四肢共“五把弓”组合的一个统一的弹性体，在意识的支配下，使身体由内及外，由近端环节到远端环节，节节贯穿，对拉拔长，从而产生弹力。完成以意导体的过程后，再以意导气，通过“虚胸实腹”“气沉丹田”等练习，先是在丹田聚集强大压力，然后再将丹田的压力贯通于身体各部，形成雄厚的整体劲。这是一种如棉花裹铁，外柔内刚，似柔非柔，似刚非刚，极为沉重，而又极为灵活善变的内劲。“有心求柔，无意成刚”。这种积柔成刚以松柔的形式锻炼出来的劲力，在养生功法缠丝劲“松、活、弹、抖”动作中淋漓尽致地表现了出来。这就是所谓“极松软然后极刚坚”。四川藏龙卧虎，是练缠丝劲的大省。五六十年前，尚有高手在世。胡老就亲见教他缠丝劲的老师，在谈笑风生之时，轻描淡写地举手投足之间，就把气势汹汹扑到身边的一米八的赳赳武夫摔出 3 米以外，这就是调刚柔缠丝劲的魅力。

（三）刚柔相济阶段

刚柔相济是无过之而无不及的。经过摧僵化柔、积柔成刚的练习，将身体锻炼成刚柔相济的弹性体，并产生了源动于丹田的极富弹性的内劲。

此时的养生功法，架势舒展大方，步法轻灵稳健，身法中正自然，动作以腰为轴，节节贯穿，一动则周身无有不动，一静则百骸皆静，运动如行云流水，连绵不断，内劲统领全身，以缠丝劲为核心，发劲时松活弹抖，完整一气。

这是养生功法的高级阶段，是以中华传统文化的“调”“和”理念为指导的。当与人对练时，强调“我守我疆，不卑不亢”。人不犯我，我不犯人，人若犯我，一旦进入我的防守范围之内，我会顺势化掉对方来力，使对手进不能进，退不能退，站立不稳，随时欲倒。这就是中华养生功法打人不伤人的武德，也是调刚柔进入到刚柔相济阶段的绝妙之处。《道德经》云：“大直若屈，大巧若拙，大辩若讷。”此之谓也。

三、缠　丝　劲

何谓缠丝劲？编绳两股谓之“缠”；轻柔弹韧谓之“丝”；合力和谐谓之“劲”。阴阳两股势力互为其根，阴不离阳，阳不离阴，一路缠绕，虚实进退，即为缠丝劲。诗曰：“动则生阳静生阴，一动一静互为根。果然认得环中趣，辗转随意见天真。”

缠丝劲现于外形，是肢体的螺旋运动，现于内则是丹田之气旋转运动后达于肌肤与现于外的螺旋运动相结合。内气的收放同手足的屈伸是密切结合的，凡是手足向外伸展发放，则内气从丹田向外发至手足四梢；凡是手足向内弯曲收缩，则内气从手指足趾向内收归丹田。内气掌握得好，既能养生，又可防身。

旋和转是传统健身方法中普遍存在的运动方式。身体的某一部位在同一平面内沿着弧线运动可称为转；而身体的某一部位沿着纵向或者横向螺旋式弧线运动则可称为旋。在传统健身动作中，由旋和转动作产生的劲力如果是呈弧线或螺旋状的，都可称为缠丝劲。

缠丝劲的特点是似柔非柔，似刚非刚，极为沉重而又极为灵活善变，如棉裹铁，外柔内刚，周身无处不是圆。

中国健身功理功法的核心是“圆”，故各家各派都寓意缠丝劲。以长拳中的冲拳为例：长拳中的冲拳多是从腰间向外发出的。一般情况下，拳在腰间时拳心都是朝上的，向外冲时，通过手臂内旋翻转成拳心朝下、拳面前领、发劲而出，力达拳面。拳的路线虽然是直线，但是拳的力量却是成螺旋式向前发出的，从力的运行方式来说，这种力也是一种“缠丝劲”。在其他传统功法流派中，这种力的运行方式也是普遍存在的。如劈拳和钻拳在形意拳中是最常见的基本技法。劈拳的动作是由三体式开始，在步法的配合下，一手下按回带，另一只手前探翻转下劈，动作以翻转为主；钻拳则是一手翻转盖压，另一手向前上方旋转而出，要求小指一侧上翻，动作以旋转为要。前者的翻和后者的旋所产生的劲力也都可称为“缠丝劲”。在八卦掌的基本技法中也有翻转的要求。以单换掌为例：其身形要求拧转，其掌法则要求翻转外撑。其身法的拧转和掌法的外翻所产生的劲力也可以看成是“缠丝劲”。就连被人们称为外家拳的少林派，在其动作中也同样存在着这种缠丝旋转的劲力。在其拳诀中就明确要求“拳宜滚出滚入”，这种滚出滚入本身就是旋转，旋转产生的劲力也可以称为“缠丝劲”。

被誉为“文有太极安天下，武有八极定乾坤”，以刚猛著称的八极拳，就有十二种缠丝劲练法，并认为缠丝劲存在内功修心和外功用法的两重性。在内功修炼方面，以意为主，与天地相合，领气周流全身，达到气足神完；在外功运用方面，首先要将腰练得灵活如车轴，将四肢练得柔软如丝绳，施用时保持最佳状态，以心意控制运动速度和劲力的大小，以腰脊的转动带动四肢滚钻缠绕、扭旋拧搅。指可缠，手可缠，臂可缠，肘可缠，脚可缠，腿可缠，身可缠，腰脊似螺旋，手脚似晃圈，使自己的技巧得以超常发挥。

由此可见，“缠丝劲”不是太极拳独有的劲力方法，其他健身功法流派中也同样存在着“缠丝劲”。

但陈式太极拳相当完整地保存了缠丝劲的练习方法和功理研究，陈鑫《陈氏太极拳图说》云：“太极拳，缠丝法也”“皆阴阳互为其根之理也”。陈式太极拳的缠丝劲，表现在上肢是旋腕转膀，表现在下肢则是旋踝转腿，表现在身躯是旋腰转脊，表现于内则是丹田贮存、遇用外放，四者结合起来，形式一条根在于脚，主宰于腰、丹田，而形于手足的空间旋转曲线。

缠丝劲表现在实际运用中，是一个立体空间螺旋缠丝运动路线。无始无终，无端无尾，相互穿插，相互交错，如丝缕，如云烟，袅袅娜娜，仪态万千。这个惟妙惟肖的立体空间螺旋缠丝路线，缠丝劲贯穿其始终并鼓荡不已，是真正的立体空间太极图。较之我们通常所见到的用阴阳二鱼所表达的太极图，更能表现出对立统一、阴阳互根、阴中有阳、阳中有阴、刚柔相济的调和哲理。

关于缠丝劲的运动方式，陈照丕曾说："缠丝劲分顺缠、逆缠、上缠、下缠、左缠、右缠、里缠、外缠、大缠、小缠、正缠、倒缠，以及百般缠法，都是结合中气运行的。"虽然缠丝劲的方法很多，但在教人初练时，不必指出哪部分是什么缠法，只分出正缠、倒缠即可，也就是顺缠、逆缠法。缠丝劲在手臂上的具体表现：在运行过程中，掌心由内向外翻转为顺缠，由外向内翻转为逆缠。如云手一势，双手在胸前做正面缠丝时，手下沉走下弧向里合劲至小腹前为顺缠丝，然后穿掌向上外翻上掤拉开为逆缠丝。缠丝劲在腿上表现：凡脚尖往里合为逆缠丝劲，往外摆为顺缠丝劲。其他缠法，在练拳时有什么身法，就有什么缠丝劲的表现。

顺、逆缠丝劲是陈式太极拳运动中相互矛盾、相互转化又互为其根的两种基本缠丝法，它们存在于太极拳整个套路运动过程中，并贯穿始终。在这两种基本缠丝法之下，因方位不同和变换各异，又分出五对不同的方位缠丝，即左右缠丝、上下缠丝、里外缠丝、大小缠丝、进退缠丝。首先，左右和上下的方位缠丝合成为一个整圆，同时结合里外缠丝，使平面圆变成立体圆，这正是太极式螺旋运动所必具的特色。其次，为了在练拳时有左右逢源、内外结合、周身一家起见，又有大小、进退两对方位缠丝配合，以满足健身和技击上的特殊需要。因此，太极拳每一个拳式，在顺逆基本缠丝的基础上，至少要有三对方位缠丝结合一起进行运动。只要掌握了这个规律，就可以使动作在划弧线运动时有了一定的依据，不论是学习或纠正拳式，也就容易多了。

陈式太极拳的螺旋缠丝劲具有极强的健身防身作用。拳谱云："缠丝劲发源于肾，处处皆有，无时不然，一衍溢于四体之内，浸润于百骸之中，达四梢，通九窍，增长内劲无穷，使内劲收敛入骨，伸筋壮骨，气血流通，消化饮食，却病延年，皆缠丝劲之效力也。"

（一）健身作用

这种独特的、完美的、细致的运动方法，能够在同一时间内综合性地完成肌肉、关节、内脏器官的锻炼和畅通气血的作用，是太极拳家累代丰富起来的经验，适应于医疗保健性、体育娱乐性和竞技性的不同要求，成为太极拳适应性极为广泛的特点。

长期练缠丝劲，人体各系统都会得到锻炼。丹田之气发于肌肤，能改善微循环，促进新陈代谢，增加各器官的活动，也能滋润皮肤，可使皮肤不易衰老，提高皮肤的反应灵敏能力。缠丝法的划圈旋转与通常的手足屈伸相比，能使更多的肌肤、骨骼和关节参与活动，有利于提高肌肤张力，增强骨骼和关节的柔韧性。反复缠绕练习，能使肌肉拉长、肌肉丰满，增强韧性和弹性；可加固骨质，润滑骨节，提高骨的抗折、弯、扭等方面性能，促进血液循环，防止关节发炎；能加强心肌的营养作用，增强供血功能，保持心脏和淋巴系统的健康；通过缠绕、折叠，能柔和按摩肠胃，帮助消化，增进食量；能促进肝的造血功能，减少疾病，益寿延年。

（二）防身作用

缠丝劲可消解对方劲力。因为螺旋缠丝劲的曲线半径是不断变化的，任何外力压在螺旋体上，都能很自然地将压力因旋转落空而被化去。这是科学的化劲方法。你可以先出手打我，我一接手就干扰和改变你的运动方向，使你处于被动和无目标状态，然后便是我的打击，这是缠丝劲“后发先至”的奥妙所在。正如陈鑫所说：“拳中必用缠丝者，沾连之法全在于此，引进之法亦在于此。”又说：“唯以柔软缠丝法接之，未沾住人身则已……如既沾住，则吾以缠丝法捻住其皮肉，缠而绕之、沾之、连之、黏之、随之，令其进不得进，进则前入坑坎，退不得退，退则恐我击搏，故不敢硬离去，此缠丝劲之在拳中最为紧要妙诀也。”

缠丝劲还是爆发力的基础。身躯和四肢的缠丝法的表现为可以使内气的收放运转畅通无阻；可以使全身劲力以腰脊为枢纽节节贯穿，达于手足；可以使关节运动幅度增大，灵活性提高，稳定性加强；可以使全身肌肉一部分充分松弛，另一部分充分紧缩，增强肌肉的伸缩功能。因而当技击发放时，内气自丹田猝发，肌肉张弛倏然一转，就可做到劲力完整，爆发力增强和穿透，使对方受到内伤，而击打点表面完好无损。

（胡春申　胡　海　徐俊丽）

第四章　调病应用于西医临床

第一节　调　免　疫

“免疫”最早见于明代医书《免疫类方》，指的是“免除疫疠”，即防治传染病的意思。免疫过弱，见于各种先天性免疫缺陷病或获得性免疫缺陷综合征，如艾滋病。免疫过强，则易出现自身免疫病或过敏反应。历代中医家的论点与现代免疫学有着惊人的相似之处。如“正气存内，邪不可干”“邪之所凑，其气必虚”与“免疫”即免除疫疠，排除异己，保护自己，这两种理论相辅相成，互相促进。通过挖掘中医学与现代免疫学的契合点，在中医调病论指导下，运用中医“扶正”和“祛邪”的调病法则，通过调节阴阳、气血，使机体的免疫功能稳定平衡，为人类健康保驾护航。

一、中西医学如何认识“免疫”

“疫”在中医经典《黄帝内经》中记载：“五疫之至，皆相染易，无问大小、症状相似。”显然祖国医学关于免疫的概念与现代医学的免疫概念基本一致。现代医学认为，免疫力是人体自身的防御机制，是人体识别和消灭外来侵入的任何异物（病毒、细菌等），处理衰老、损伤、死亡、变性的自身细胞，以及识别和处理体内突变细胞和病毒感染细胞的能力，是人体识别和排除“异己”的生理反应。对此，需要特别说明“异己”，其常常指外来异物，但当机体无法识别时，“异己”也可能是自体组织细胞，出现风湿性心脏瓣膜病、类风湿关节炎等疾病及新型冠状病毒肺炎中的“细胞因子风暴”现象。人体的扁桃体、淋巴结、脾脏、骨髓、胸腺等都是免疫器官，这些器官充满了免疫细胞。这与中医之“正气”作用基本一致。

二、调病学如何指导免疫调节

中医创立的正气学说，从朴素的唯物辩证观来认识疾病，认为疾病的发生、发展与转化就是人体“正气”和“邪气”斗争的结果。从免疫学角度看，在各种因素干扰下，免疫自稳功能遭到破坏，免疫失去平衡，就会导致有关疾病的发生、发展。基于上述认识，中医治病有“扶正”和“祛邪”两大基本法则。扶正可免疫，即中医“扶正以祛邪”之意。祛邪也可达到免疫平衡，即中医的“邪去正自安”之理。根据正邪双方力量的对比情况而灵活处理，是中医辨证施治的独特之处。

《黄帝内经》指出，“圣人不治已病治未病，不治已乱治未乱”，即“治未病”理念，中医治未病在未病先防、既病防变和病后康复三个方面都强调了提高正气（即免疫力）的重要性。治未病的核心内容是重视预防，提倡养生。《金匮要略》中指出：“夫人禀五常，因风气而生长，风气虽能生万物，亦能害万物……若五脏元真通畅，人即安和，客气邪风，中人多死。”胡老的养生功法，如缠丝劲、六字诀、经络操等，都旨在提高正气，强身健体。针对已病，六经病证有传有变，内伤杂病亦有传变，故须及时辨证已病，同时采取预防性治疗措施，防止病邪传变，做到辨证论治与辨证先防相结合。如《金匮要略》曰：“夫治未病者，见肝之病，知肝传脾，当先实脾……此治肝补脾之要妙也。”又曰：“中工不晓相传，见肝之病，不解实脾，惟治肝也。”得病乃“邪之所凑，其气必虚”，要治疗疾病则需要扶正祛邪，扶正就是提高人体免疫力，充分调动脏腑的生理功能，即正能胜邪，病邪难以侵入，机体的阴阳平衡得以保持，则不发病。疾病新瘥，气血未壮，元气未复，阴阳未和，也宜采取一些防治措施以促进康复。所以调免疫贯穿着人的整个生命过程。

中医学如何与免疫相辅相成？无论从哪个角度来观察，不管是对疾病的预防、诊断、辨证施治，二者都是相互联系的，彼此蕴涵的，主要体现在肺、脾、肾与免疫系统的关系方面。

五脏学说认为，肾所藏的先天精气，脾运化的水谷之气，肺吸入的清气，构成了人体之正气，正气具有免疫系统的动能。一般说的“扶正固本”治则中“本”主要指肾中的元气。元气包含元阴、元阳，即肾阴和肾阳。“阴平阳秘”“精神乃治”是免疫系统的自我稳定功能。如果因为种种原因阴阳失去平衡，免疫系统的稳定性遭到破坏，如“阴盛则阳病”“阳盛则阴病”“阳盛则热”“阴盛则寒”等，则出现各种临床疾病。

肾为先天之本、五脏之根、生命之门，肾藏精、纳气、主骨生髓，与现代免疫学的中枢免疫器官骨髓和胸腺是相通的。根据《素问·阴阳应象大论》“肾生骨髓”的理论可以认为肾与免疫活性细胞的来源直接相关。祖国医学的肾气含义深远，由于肾具有下丘脑-垂体-肾上腺皮质轴和下丘脑-垂体-甲状腺轴的功能，所以肾在调整和维持免疫平衡及其稳定方面有着重要作用。

肺主气，主宣发肃降，调通水道。肺吸清吐浊是气出入之要冲。通过调和，升降正常，出入有序，就可维持清阳出上窍，浊阴出下窍，清阳发腠理，浊阴走五脏，清阳实四肢，浊阴归六腑的各种正常生理功能。研究发现，肺不仅是气体交换的呼吸器官，更是内分泌器官，是前列腺素 E 或 F 的生物合成释放和灭活的主要场所，两种物质相互拮抗，双向调节。

脾主运化、统血，为后天之本、气血生化之源。脾脏在免疫系统中为外周免疫器官，是淋巴细胞定居的部位，是免疫应答发生的基地，也是淋巴液过滤再循环的重要环节。

调病论认为，人体之气的升降出入是人体之气的基本运动形式，是维持正常生命活动及人体内外阴阳平衡的基础。五脏中，肺的宣发与肃降、脾的升清与胃的降浊、心肾的阴阳相交、水火相济都是气机升降出入的具体体现。所以，祖国医学的正气与肾、脾、肺三脏关系最密切，三脏功能正常，气机升降不已，出入不息，必然正气足，阴阳和。

对于免疫失衡性疾病的治疗，西医目前主要是采用免疫抑制疗法与免疫促进疗法。这些疗法在临床上虽然都有一定的作用，但有时副作用大于治疗作用。如免疫抑制疗法，因无特异性，除抑制异常免疫外，也同时抑制正常的免疫反应，使整个免疫系统都受到不同程度的抑制。其中，激素的长期使用，常常导致严重的全身继发性感染，甚至诱发恶性肿瘤。所以，针对西医治疗的局限性，中医药在这方面则有其独特的优势，且基本无副作用，但也有起效缓慢的弱点，中西医结合就可以扬长避短，提高疗效。

中医调病论以“调平元气，不失中和”为要，通过益肺、健脾、补肾等方药，调节阴阳、气血，使机体的免疫功能稳定平衡。中医免疫体现了中医朴素的调和思想，将中医理论有机地和免疫学结合统一起来，不断深入研究挖掘，发展中医理论，中西医结合，是中医学走向世界的必然趋势。

（左　英）

第二节　调　血　脂

血浆中所含脂类统称为血脂，血脂含量可以反映体内脂类代谢的情况。由于血脂高，尤其是血浆胆固醇和三酰甘油水平的升高与动脉粥样硬化所致各种心脑血管病症密切关联。血脂过低也是多种疾病的反映，可以表现为头晕、头痛、食欲不振、疲劳等症状，对人体也是伤害。中医运用多种调和方法，使人体达到“和合”与“中和”的状态，是中医临床治疗血脂异常的目标指向。

一、血脂的中西医认识

人体血脂的来源有两种途径，即内源性和外源性。内源性血脂是指在人体的肝脏、脂肪等组织细胞中合成的血脂成分；外源性血脂是指由食物中摄入的血脂成分。正常情况下，外源性血脂和内源性血脂相互制约，二者此消彼长，达成调和状态，共同维持着人体的血脂代谢平衡。而正是由于这种制约关系的存在，人体的血脂水平才能维持在稳定状态。正常人体中的血液中三酰甘油来源、去路也是基本平衡的。一般血脂代谢受到激素调节，如胰岛素、胰高血糖素、肾上腺素等。而激素正常调节，正与中医五脏之生理功能的调和状态不谋而合。

高脂血症是指人体内的脂肪代谢紊乱而形成的血浆脂质中一种或多种成分的浓度超过正常高限的一种病证。需要指出，不同人群的目标值有差异，不能完全根据化验单的“箭头”来判断高低。一般人群和已有冠心病或糖尿病等疾病，或者已经发生过心肌梗死、中风的患者，血脂治疗值和目标值与化验单上显示的正常值是不同的。

而且，一次化验指标根本不能反映身体的变化，不过是身体能量气血动态变化中的短时反映，其结果根本不能指导中医的临床用药。中医看病，帮助患者改善的不是化验指标，而是阴阳、气血的变化。中医学认为，“治人不治病，健康是王道”，中医治疗讲究的是治人、治命，而不仅仅是治病。病有多端，而其命则不过一阴一阳而已。细分之则为六经，或为脏腑，或为三焦，总归要以调和为期。中医能够根据人体来调节各种生理上的失衡，整体调节机体功能，使得体内的阴阳能够达到平衡的状态。病的本质在于机体的正气没有平衡，于是出现不同的症状。治正气即是治本。人体五脏功能调和，“以平为期”，血脂自然达到平衡状态。

二、调病论如何指导血脂调节

中医学认为，血脂由水谷所化生，与津液同源，随津液的流行而敷布，注骨、益髓、泽肤、填充体腔而发挥正常的生理效应，与现代医学所谓之血脂相类。若脏腑功能失调，则气血运行不畅，津液不归正化，从浊生脂聚痰，浸淫脉道，以致气滞血瘀痰凝，痹阻脉络而发为本病。故调和脏腑功能是根本，应充分调动五脏生理功能。

一者，调和本，即三脏。高脂血症本质在于正虚，即阳气不化，邪因而生，随气往来。其主要与肝、脾、肾三脏关系密切，治疗应以调和肝、脾、肾三脏功能为本。脾为后天之本，主运化、升清，为气血生化之源。清代张志聪对膏脂有过详尽的论述：“中焦之气，蒸津液化，其精微……溢于外则皮肉膏肥，余于内则膏脂丰满。”可见膏脂源于水谷由中焦气化而来，与津液同源，随津液流行、敷布。水谷化生为精微并输布全身，均依赖于脾的运化。因此，脾运正常，水津四布，膏脂可入内、溢外，发挥濡养的作用；脾运失常，水津不布，精化为浊，致膏脂输布运化障碍，而成高脂血症。脾气亏虚、脾阳不足及湿阻中焦，均可导致脾失健运，出现腹胀纳呆、大便溏薄、倦怠乏力、舌淡苔白、脉缓弱等症状，治宜益气健脾，方选六君子汤加减。出现脾阳不足证，如脘腹冷痛绵绵、喜暖喜按、大便清稀或完谷不化、苔白滑、脉沉迟无力等，治宜理气健脾、温阳除湿，方选理中丸加减。湿阻中焦症见头晕、头重如裹、身重、口中黏腻、舌苔白腻、脉濡缓等，治宜运脾化湿浊，方选胃苓汤加减。肝病可致使气血津液运行不畅，肝藏血、主疏泄，具有调畅气机、调节情志、疏泄胆汁助消化等作用。肝气冲和条达，则全身气机调畅，血脉运行畅通。而情志不畅，致肝气郁滞，肝失于疏泄则土气壅滞，脾气运化失常，进而发生膏脂输布、运化障碍而成高脂血症。肝郁气滞可选用柴胡疏肝散等加减化裁。肾阳不足，痰浊内蕴，肾为先天之本，肾藏精，肾主水。肾中阴阳为一身阴阳之根本，人年老，肾中阴阳渐衰，则水液失其主宰，输布失调，津液流行异常，水聚成痰。肾为先天之本，脾为后天之本，脾运离不开肾阳的温煦，则肾阳亏虚可致脾失健运、痰浊内蕴，继而发病。肾阴虚可选用知柏地黄丸、左归丸加减。肾阳虚选用肾气丸、右归丸加减。

二者，调和病理产物，即调和“标”——痰浊和瘀血。痰浊和瘀血属人体津血代谢失常的病理产物，二者均为阴邪，直接阻碍了津液、膏脂的运化与输布。津液停聚而生痰湿，痰湿阻塞脉道，气机受阻，血行不畅而成瘀；血瘀可致液聚成痰，痰聚益助血瘀，血瘀与痰浊，二者同为致病因素，又互为因果，从而引发高脂血症，进而引起诸多并发症，如动脉粥样硬化、冠心病等。

痰湿证多有以下症状：头身困重，胸脘痞闷，或形体丰腴，头晕目眩，或口中黏腻，肢体麻木等，舌苔白腻，脉弦滑。治宜祛痰化湿，升清降浊。可选方二陈汤加减。痰瘀阻滞证的主要症状包括头昏，头痛，胸部憋闷，隐隐作痛，肢体麻木，舌质紫暗有瘀斑、苔白腻或黄腻，脉沉缓涩或弦滑。治宜活血化瘀，涤痰通络。可选用二陈汤、血府逐瘀汤加减化裁。或于方中配伍半夏、陈皮、薏苡仁、荷梗、泽泻、山楂、丹参、川芎、桃仁等化痰祛湿、活血化瘀之品。

三者，调和标本，即标本兼调。在整体辨证的同时，中医治疗注重如何从输布正气，调和肝、脾、肾三脏功能入手，并注重化痰祛瘀。肝主疏泄，气机调畅有助于脾的运化和升清。而脾的运化、升清又有助于肝的疏泄升发。肝脾调和，水谷精微的运化、输布正常，则痰湿无以生，病安从来。肾主藏精，为先天之本，脾之健运，化生精微，须借助肾阳的温煦及肾阴的滋养；而肾中精气亦有赖于后天水谷精微的培育和充养，才能不断充盈和成熟。肝肾同源，肝血为肾精所化生，厥阴必待少阴之精足方能血充气畅，疏泄条达。正所谓母子相生，精血同源。所以，临证遣方用药时需注意：治疗从整体入手，不可孤立地只看肝、脾、肾之中某一脏，而要纵观全身脏腑间的相互作用，调和五脏。如出现脾肾两虚、肝脾不调、肝肾阴虚等证，在治疗时应注意先、后天并补，疏肝不忘实脾及滋补肝肾之阴。

（左　英）

第三节　调　血　压

“逝者如斯夫，不舍昼夜”，血液如江河，在体内川流不息。血压是血管内血液对血管壁的侧压力。通过血压可以了解人体生命信息，特别是心血管的功能状态。现代医学对人体生理、病理的深入研究，仍不能完全解释高血压的真正原因。中医调病论从“阴阳失调”角度分析，血压的高低反映不同的中医状态，调和阴阳，使五脏六腑生理功能平衡，人体则达到自然的舒适状态。

一、血压的中西医认识

血压是基本生命体征之一。心脏收缩时往外射血，血管壁承受的最高的压力称作收缩压，舒张压是指心脏在舒张期、舒张末血液从周围回到心脏时，血管壁所承受的血流的压力。根据中国高血压联盟最新指南，正常血压是 90mmHg＜收缩压＜140mmHg，60mmHg＜舒张压＜90mmHg。临床上高血压的诊断标准是，非同日 3 次以上，测量所得收缩压≥140mmHg 和（或）舒张压≥90mmHg。当动脉收缩压低于

90mmHg，舒张压低于 60mmHg 时可称为低血压或低血压状态。收缩压与舒张压的差值称为脉搏压，简称脉压。

二、调病论如何指导血压调节

目前，高血压是世界第一大威胁生命的疾病，也是我国最常见的疾病之一。西医主要通过神经和体液调节达到降压目的，强调降压治疗的最终目的是减少高血压患者心、脑血管病的发生率和死亡率。降压药物不断更新，原理不变，有时能暂缓症状，有时也能缓解危机。但也有无法纠正的顽固性高血压状态及舒张压升高性高血压等状态。其药物药理性质决定了需要终身服药，并有肝肾损害等副作用。而低血压方面，生理性低血压无须治疗，仅对病理性低血压进行病因治疗。

中医本无血压概念，主要是根据其所表现的症状、体征，主要为脑系疾病，如“眩晕”“头痛”等，高血压，只是一个症状，反映出人体脏腑（如心、肝、肾等）出了问题，临证患者无不适症状，实为身体报警机制不灵敏。中医治疗应当进行辨证施治，重视脏腑整体失衡的功能，以阴平阳秘为要，着重改善机体的状态，不能逐本求末。《素问・阴阳应象大论》指出：“阴胜则阳病，阳胜则阴病。阳胜则热，阴胜则寒。”后世将其引申为“阴阳失调”，脏腑功能失常，可为气血阴阳亏虚，也可为风、火、痰、瘀等病理产物夹杂，出现血压波动，高低变化。故中医以调节阴阳入手，调节五脏功能，即可使血压稳定，使人体达到自然的舒适状态。

总结来看，笔者认为中医调病论思想可以使调血压达到以下目标。

（一）改善症状

临床上，部分高血压患者可无任何临床症状，部分患者的血压经西药控制尚可，但诸多症状并未相应改善，如头晕、烦躁、肢麻、失眠、乏力等，尤其更年期，所谓焦虑、自主神经功能紊乱，肝脾失调，肝郁传脾，木郁则土衰，脾胃虚弱则营卫受损，故而表现为机体不能调和而致往来寒热等症状，在妇女多见月经不调，也是失调表现，故中医宜从调和营卫、调理肝脾、调疏泄、调脾气入手，治宜疏肝解郁、养血健脾，方选逍遥散类方剂。方中归、芍与柴胡同用，补肝体而助肝用，使血和则肝和，血充则肝柔，又以白术、茯苓、甘草，实土以抑木，一柔一补，余诸药合用，终使肝郁得解，血虚得养，脾虚得补，则诸症自愈。跟胡老门诊时，曾遇一男青年，患高血压多年，身宽体胖，收缩压常大于 180mmHg，表现为头晕，满面通红，声大，脉弦而有力，辨证为肝阳上亢，胡老用天麻钩藤饮加减，方中天麻、钩藤祛风，怀牛膝重用引药下行，全方合用，平肝息风，以达到阴阳调和，后复诊好转，嘱患者情绪平和。胡老说，肝主条达、主筋，筋也要舒展条达，有韧性、弹性。《素问・至真要大论》曰“诸风掉眩，皆属于肝”，指头部眩晕，属于肝功能的问题，头部的微细神经和血管筋膜的张弛功能异常，故出现眩晕等症状。治疗根本需要柔肝、平肝。

胡老也特别指出，高血压治疗多以滋水涵木、镇肝息风为法。但临证，有阳证，必有阴证，阴阳永远是一对整体，没有单一的个体。这也体现出中医辨证论治的科学性。临证不可视温热药为高血压的禁区，当仔细辨证，大胆使用。不少中医家，如伤寒大师陈瑞春先生曾用真武汤温降高血压，一旦对症，阴霾四散，心阳振奋，肾水平持，使阴阳得以平衡，血压自然恢复正常。

（二）体现中医治疗的个体化优势

中医的相对优势在于注重个体整体调节及辨证施治。中医治疗方法多种，包括中药、针灸、按摩、拔罐等。根据患者的不同体质，我们需要辨证施治。比如，肥胖状态，用腹针健脾益肾，除湿化痰，可以多方位调节血脂、血压等。

（三）实现中医治疗的双向性调节作用

针灸学认为，经络“内属于腑脏，外络于肢节”，机体表里相通，医生四诊合参后，根据辨证论治确定理、法、方、穴施以具体的针灸手法，能达到调和阴阳、扶正祛邪、疏通经络的作用而使患者痊愈。如按压足三里对血压的双向调节作用，即高血压可调低，低血压能调高。

此外，临床上低血压患者大多表现为头晕、乏力、倦怠、懒言等症状，或者无症状，西医治疗方法有限，此类患者多以虚证为主，临床应辨证论治，按照中医调病论升降调和，可采用温补心肾、振奋阳气、补益气血、健运脾胃等治法，选用补中益气汤、升陷汤等方。

（四）实现对西医用药的指导

中医药除了协同西医治疗高血压外，更独特之处在于，在中医调病论指导下，可以指导西医用药方法。如患者嗜咸味饮食，可选择使用利尿剂，以调和身体内液体容量，减少水钠潴留。若紧张工作环境者，可选择β受体阻滞剂及血管紧张素转换酶抑制剂，以减少交感神经兴奋而控制血压。

总之，在中医调病论指导下，要最大限度地发挥中医药的优势特色，注重“治病求本”，血压调理在阴阳这一基本大纲的指导下，调节五脏功能，即可使血压稳定，达到“阴平阳秘”，人体则会处于一种舒适状态。

（左　英）

第四节　调　血　糖

血糖是血液中葡萄糖的浓度。在正常情况下，血糖水平相对恒定，仅在较小范围内波动，正常成人空腹血糖为3.9～6.1mmol/L。血糖浓度的相对恒定，是机体对血糖的来源与去路进行精细调节，使之维持动态平衡的结果。血糖高、低都会对人体造成不同程度的伤害。通过将“消渴”病因病机与西医理论对比分析，在中医调病论指导下，采用阴阳平调、七情调和、饮食调和、五脏调和等，可维持血糖平衡。

一、中西医认识血糖

葡萄糖是由我们在食用谷类、砂糖等食品时摄入的糖分转化而成的，它是肌肉运动的能量来源。但是，如果摄入糖分过多，血液中持续高血糖就会发展为糖尿病。西医学认为，糖尿病是一组由遗传和环境因素相互作用而引起的临床综合征。因胰岛素分泌绝对或相对不足及靶组织细胞对胰岛素敏感性下降，引起代谢紊乱，临床上以高血糖为共同特征，久病可引起多个系统损害，严重威胁人类健康。

目前大多数糖尿病患者都是通过服用西药来降低血糖的，但西药的副作用较大，如胃肠道反应、肝肾功能损害、过敏反应等，尤其是低血糖反应，其发生的频率较高。随着科技知识的进步，降糖西药也如雨后春笋，层出不穷，但是总是避免不了不良反应，如胃肠反应、皮肤过敏反应等，患者血糖却仍控制不佳，逃脱不了各种并发症的折磨。

二、调病论如何指导血糖调节

临床上，血糖异常分为高血糖与低血糖。当空腹血糖低于2.8mmol/L时，低血糖发生，一则导致心血管功能受损，表现为心率加快，脉压增加，静息时期的心肌缺血、心绞痛，甚至心肌梗死及致死性心律失常。二则因大脑的能源物质主要是葡萄糖，所以低血糖易导致大脑功能紊乱，导致神经系统受损，引起脑不可逆的损害。患者可以出现意识朦胧，定向力、识别力逐渐丧失，嗜睡，震颤，皮层下受抑制等，还可以引起一系列的记忆力减退、反应迟钝、痴呆，严重者可以出现昏迷，甚至出现生命危险。中医调病论指出，五脏调和，则机体生理功能正常运行，气血调和，则为人体提供能源物质。

当空腹血糖高于7.0mmol/L，则为高血糖，按其临床表现，隶属于祖国医学“消渴”范畴，是以多饮、多食、多尿及身体消瘦为主要临床特征的慢性疾病。中医历代医家认为，消渴病之所以发生，不外乎先天不足、饮食不节、劳逸失度、外感六淫、内伤七情等因素，耗伤肺、胃、肾之阴，导致阴虚燥热而发为消渴病。阴虚与燥热为其发病的主要机制，其中阴虚为本，燥热为标，两者相互影响，互为因果。肾水虚竭，上不能济心火而烁肺，发为上消；中不能润泽脾胃，成为中消；下则肾火自亢，灼烁阴液，必为下消。上消其主要病位在肺，治疗上主要以滋阴润肺、滋阴润燥为主。中消的主要病位在脾胃，治疗上主要以清热泻火为主。下消的病位主要在肾，治疗上主要以滋补肾阴或温补肾阳为主。消渴病发生、发展到消渴病肾病，多因阴虚耗气伴随痰热瘀堵，属于本虚标实证。其中以水肿为主要表现者，多考虑为脾肾亏虚或肾阳衰、脾阳衰所致。中医学认为，糖尿病肾病以脾肾亏虚、气阴耗损、水湿潴留、痰热瘀堵为主，属于本虚标实类疾病，临床上多根据不同证型给予相应治疗。临证则当细分发病阶段，辨别虚实，平调阴阳，着眼于调和五脏功能，达到中医调理血糖、平衡五脏、修复胰岛之目的。

中医学认为，脾的功能是运化、升清、统摄。运化就是将外来水谷消化吸收变成血糖、血脂、蛋白质等；升清就是将这些精微物质合理分配、输送到人体的各个细胞去利用，转化成功能；统摄就是让气血津液、精微物质各行其道，运行周身。对于糖尿病患者而言，吃进去的饮食全部变成了过多的血糖、血脂、尿酸等，说明他们的运化功能没有问题，主要是升清和统摄功能失调和。而脾的升清和统摄功能的正常发挥，有赖于肾阳的温煦和肝气的疏导，以及阴阳气血津液的充足和畅达。所以，补脾治疗糖尿病的同时一定要温肾疏肝。

糖尿病的中西医理论结合点，围绕阴虚与燥热的病机，简述如下。

（一）禀赋不足，五脏柔弱

中医学十分注重“五脏皆柔弱者，善病消瘅”的理论，古代医家已认识到消渴病发病内因起主导作用，这与现代医学研究证实糖尿病发病与遗传因素、免疫缺陷、胰岛素缺乏或胰岛素抵抗等内在因素同出一辙。肾精虚亏，孤阴无依，不能管束，津液直输膀胱而致小便频数、量多，水谷精微不能充养肌肤，形体消瘦虚弱。肾阴亏虚，阴病及阳，而致肾气肾阳虚损，预示消渴病的发展加重。

（二）情志不调，郁久化火

中医学认为，七情所伤，肝气郁结，久郁化火伤阴，上耗肺津，中伤胃液，下损肾水，为消渴的主要病因和发病机制之一，临证出现口渴引饮无度、消谷易饥、小便浑如脂膏、嘈杂不舒、饥不欲食、口燥咽干等。这与现代医学有关心理应激状态下，可诱发糖尿病的观点颇相似。紧张刺激可引起内分泌紊乱，促使肾上腺素、去甲肾上腺素、甲状腺素等激素分泌增加，这些激素与胰岛素相拮抗。研究进一步证实，当处于焦虑状态时，血浆胰岛素含量显著降低。可见，心理因素可诱发糖尿病的发生，并使症状加重，与中医学七情致病的理论颇为一致。

（三）饮食不节，蕴热伤津

饮食不节可引起脾胃功能失常，肠胃燥结，是导致消渴的原因之一。临证出现消谷善饥，大便秘结不通。现代医学认为，过多摄入糖类、脂肪等饮食，是导致肥胖的主要原因。肥胖者常伴有高胰岛素血症，出现胰岛素抵抗，可诱发 2 型糖尿病。酗酒可致肝脏葡萄糖贮备能力降低，加重肝细胞损害，使糖尿病加重，常表现先胖后瘦的体征。现代医学的观点与中医学的认识不谋而合，控制饮食已成为防治糖尿病发生和发展的基本方法。

（四）外感六淫，化热伤阴

现代医学对糖尿病病因的研究证实，部分患者病毒感染后，由于自身免疫反应，胰岛炎性病变，破坏胰岛细胞而发生 1 型糖尿病。2 型糖尿病患者，临床上常见感冒可诱发血糖升高，使病情加重。这与中医学六淫致病的理论对糖尿病病因的认识是相同的。

积极、正确的中医治疗，可以让一部分患者远离“甜蜜的”痛苦，中医药治疗糖尿病不仅在于降低血糖，更重要的是注重防治糖尿病并发症，起到提高生活质量和延长寿命的作用。因此，糖尿病重在预防。除了合理饮食、适当运动之外，调脾，护肾，平和心境，顺畅肝气，调和五脏，才是正道！

（左 英）

第五节 调酸碱失衡

正常人血液的酸碱度（即 pH）始终保持在一定的范围水平，这种相对恒定是机体进行正常生理活动的基本条件之一。体内酸性或碱性物质过多，人体阴阳失衡，超出机体的调节能力，则表现为各种不适症状，各器官功能损伤，甚至死亡。调病论运用阴阳变化的相互关系来分析人体生理、病理现象的变化。在指导西医调和酸碱的同时，强调中医的整体平调，标本兼顾，“补其不足，泻其有余”，达到酸碱平衡、阴阳调和的目的。

一、对酸碱失衡的认识

在代谢过程中，机体会产生一定量的酸性或碱性物质并排入血液，使血液酸碱度恒定在 pH 7.35～7.45。之所以能使血液酸碱度如此稳定，是因为人体有一整套调节酸碱平衡的机制，即肺和肾等脏器的调节作用，把过剩的酸或碱消除掉，使体内酸碱度保持相对平衡状态。体内酸性或碱性物质过多，超出机体的调节能力，血浆中 HCO_3^- 与 H_2CO_3 浓度及其比值的变化超出正常范围而导致酸碱平衡紊乱（如酸中毒或碱中毒）。酸中毒可不同程度出现疲乏、眩晕、嗜睡、感觉迟钝或是烦躁，最突出的表现是呼吸变得深而快、面颊潮红、心率加快、血压常偏低或昏迷。碱中毒患者可出现呼吸浅而慢、躁动、腱反射亢进、昏迷等。

二、调病论如何指导中西医防治酸碱失衡

调病论指出，阴阳是事物的两种属性，是从各种具体事物中体现出来的。人体如同大自然一样，阴阳无处不在。大自然的阴阳平衡，必然会带来风调雨顺，人体之阴阳平衡，则会健康长寿。病因上，酸碱的调节主要由肺的呼吸功能和肾的代谢功能产生尿液来实现，这与我们中医上讲的肺主呼吸、肾主水的理论是相呼应的，临证时出现呼吸及小便的异常改变。酸碱失衡，体内酸性或碱性物质过多，人体阴阳失衡，

超出机体调节阴阳的能力，人体出现酸中毒或碱中毒，即是亢奋或抑制状态。治疗上，调病论即指出，要整体平调，标本兼顾，“补其不足，泻其有余”，使阴阳平衡。与西医综合分析，治本（病因治疗）为主，治标（对症治疗）为本，急病急治，慢病缓治，呼吸问题解决呼吸问题，代谢（肾）问题解决代谢问题，与动态监测等原则完全一致，既体现了横向调节，也体现出纵向平衡的治则，是调病论思维的充分展示。

就酸碱而言，中医五脏五行对应也体现了酸碱阴阳关系。五脏五行中，肝（木）、心（火）、脾（土）、肺（金）、肾（水）为对应关系，其相对应的五味是肝为酸性，心为苦性，脾为甘性，肺为辛性，肾为咸性。中医里的咸就是盐，化学属性就是盐碱，所以说咸也就是碱性。所以中药治疗上探求药物性味（如酸、苦、甘、辛、咸五味），其中辛、甘属于阳，酸、苦、咸属于阴。其实就对应了西医的酸碱平衡，只不过是把它量化了，西医所谓之“酸碱”实指人体的“电解质”而言，西医的“酸碱平衡”是有形的、实质的物质，当机体内的离子（如钠、钾等）不在正常范围值内时可以通过检测量化后治疗进行纠偏；而中医的阴阳平衡是无形的，是阐明人体一切生理现象和病理变化乃至诊断治疗原则的理论。

三、生活中调病论如何指导酸碱平衡

“酸性体质是百病之源”的“养生风”，平时要用碱性饮食让体质呈碱性等观念曾一度风靡。酸碱性食品的理论如此受到大家的欢迎，是因为人们的健康需求增加，且对食疗养生的期望值过高，某些商家为了推销保健品、食品、饮料而制造噱头，而“酸碱体质”理论简单易懂，看起来“很有道理”。一则美国新闻曾报道，酸碱体质理论，创始人被判罚 1.05 亿美元，才使大家不得不认真反思。其实，人体是否存在酸碱体质，中医、西医都没有这种说法。西医将人体分为健康状态、疾病状态和亚健康状态三类，根据个人身体状态进行调理或者治疗。中医体质学主要是根据阴阳五行、脏腑、气血津液等确定体质的差异性，根据阴阳、五行、脏腑、体型肥瘦、九种体质等区分体质，并无“酸碱体质”一说。不同体质在形体特征、生理特征、心理特征、病理反应、发病倾向等方面各有特点，中医师通过辨体、辨病、辨证进行诊疗。

那么，食物是否分酸碱性？食品的酸碱确实是有的，以根据在空气中完全燃烧之后其灰分的酸碱性来区分。“食物酸碱”本身是具有一定营养学和中医食疗价值的。但调病论认为，人体只有处于阴阳平衡状态，五脏功能协调，酸碱性食物才能正常运化以维持机体的健康状态。饮食中，过食“酸性食物”（即肥甘厚味）则易生痰湿为病，大量进食肉类等所谓“酸性”食物确实会对人体产生不利影响，但不是因为其“酸性”，而是大量摄入“肥甘厚味”。明代养生专书《寿世保元》中提到：“养外者恣口腹之欲，极滋味之美，穷饮食之药，虽肌体充腴，容色悦泽，而酷烈之气，内浊脏腑，精神虚矣，安能保合太和”。“酸性食物”也是身体所需，但摄入过量，脾胃运化不及，导致脾气虚弱，运化失司，水精不能四布，反化为饮，聚而成痰湿。湿性黏滞、缠绵不去，易与其他邪气相结合，导致各种疾病。因此，“酸性食物”也讲究调和适度。

同样，水果、蔬菜等“碱性食物”也确实能够预防多种慢性疾病的发生，利于疾病预防。很多果蔬具有解渴除烦、滋阴清热、除湿利水等多种功用，但这同样并非因为“碱性食物”的作用，而是因为它们富含各类维生素、矿物质、膳食纤维等，使人摄入营养充分，提高了机体抗病能力。同样，果蔬摄入不当、过量也会导致身体的疾病。

所以现代中医所引用的酸碱调理，体现中医学“治未病”理念。“治”，调养、调摄之意；“未病”指尚未患病的机体，“治未病”就是调养、调摄尚未患病的机体，防患于未然，防止疾病发生。这是中医调病论的一大体现。

因此，调病理论指导人体酸碱平衡，是治疗疾病的基本原则。不论是西医治病，还是生活养生，不论是饮食文化，还是运动锻炼，都应该用调和观念，养成良好的生活习惯，用均衡膳食、适量运动、积极心态来面对生活，面对健康。

（左　英）

第六节　调内分泌

人体内分泌系统分泌的各种激素与神经系统一起调节人体的生理功能及代谢。人体在正常情况下，激素是保持平衡的，但是在某种刺激下就会打破平衡，导致人体内分泌失调，诱发多种临床病证。西医在对内分泌失调患者进行治疗时，都是按照“内分泌调节”的原则进行的。激素分泌过多造成的功能亢进，治疗以消减、抑制为原则，采用药物抑制激素的分泌与合成；对于激素分泌过少的则补充其不足，但是，这样的治疗存在一定的副作用，会让患者在治疗过程中产生顾虑，而且激素替代疗法或者抑制某种激素分泌的药物，使用不当，可能会引起新的内分泌失调。中医因其副作用小，且从阴阳、气血、脏腑功能失调角度整体调理，可达到治病求本的目的，越来越被大众接受。

一、内分泌失调的西医调节

西医内分泌系统属于人体内分泌腺和细胞组成的重要系统，与人的神经系统相辅相成，主要通过分泌激素来维持机体内环境的平衡，参与了机体的生理代谢及生长发育。正常人机体中的内分泌处于平衡的状态，但是如果受到某种因素的干扰，此种平衡状态就会被打破，从而引发内分泌失调症状，导致机体出现各种疾病。现代医学研究人员对诱发内分泌失调的因素进行分析后发现，生理因素、营养因素及情绪因素、环境因素均会导致机体出现内分泌失调。内分泌失调患者的临床症状多种多样，但主要体现在四个方面：①皮肤。患者的肤色暗淡无光，有色素沉着、色斑形成，毛孔会有所增大。②体重增加、体毛过重。患者体重均有一定程度的增加，当其体内雄性激素水平过高时，还会出现体毛加重等男性特征。③情绪。患者有失眠、盗汗、注意力不集中、心烦等情况，脾气变得暴躁。④妇科疾病。女性患者易随之出现各类妇科疾病，如阴道不规则流血、月经失调、子宫内膜异位症、卵巢囊肿、不孕症及乳腺疾病等。内分泌失调后，女性患者对性激素反应迟钝，易出现子宫内膜受损，会出现阴道流血现象，且会影响受孕功能；还易出现乳房胀痛、乳腺增生等症状，这是因为乳房是多种内分泌激素作用的靶器官，乳房的生长发育与患者的内分泌情况密切相关。针对内分泌失调的原因及临床症状，西医按照“内分泌调节”的原则，采用相应的措施：①饮食、运动、作息时间调节。首先，在饮食上做到少吃快餐等高脂肪量的食物，因为许多快餐食品中的饱和脂肪进入人体后会刺激人体激素的过度分泌从而引发内分泌失调。平时不暴饮暴食，养成良好的饮食习惯，多食用新鲜蔬菜及高蛋白类食物，食物应尽量多样化，营养搭配合理，多吃新鲜水果，多喝水，及时补充水分。其次，加强运动、多洗热水澡，这是维持机体内分泌平衡的一种方法。这是因为运动可以加速患者的血液循环，提高人体的代谢速度，洗热水澡可以使人的血管慢慢地舒张，这不但有利于促进血液中毒素的排出，还能增强人的心血管功能。有心脏病或高血压的老人不适合经常洗热水澡，但可以多用热水泡脚，这样也可以调节机体的内分泌平衡功能。再次，规律生活、确保充足的睡眠，要按时作息，每天生活作息有规律，充分保证睡眠的质量是保证身体健康的重要因素，保证科学的生活规律，避免熬夜，以免破坏正常的生理规律，造成内分泌失调，科学研究发现成人每天睡眠的时间少于 4 小时，时间一长其身体新陈代谢系统的功能就会出现很严重的障碍从而引起内分泌失调。②调畅情志，保持心情愉悦。俗话说“喜伤心”“悲伤肺”“笑一笑，十年少”，女性因为特殊的生理及心理特点，很容易受到外界环境的干扰而出现抑郁、愤怒等情绪，特别是在月经期或者妊娠期等比较特殊的时期，这时更要注意内分泌的稳定。因此女性更应该学会自我调节，改善生活环境，创造良好、清新、舒适的家园，学会如何放松、减轻生活压力。要提高自我控制能力，适时调节不良心理，克服日常生活中的焦虑、紧张等不良情绪。避免惊吓、愤怒、恐惧等不良精神刺激带来的内分泌失调，避免过度劳累，减少外界刺激和精神压力来源。临床观察表明，和谐、乐观的性生活能够增强患者的自信心，减少患者的工作、学习压力，进而提高患者的免疫力。③药物调节，促进平衡。西医调理针对症状、发病原因及患者的体质和病情，会采用不同的应对措施，激素分泌过多造成的功能亢进，治疗以消减、抑制为原则，采用药物抑制激素的分泌与合成；对于激素分泌过少的则补充其不足。

二、内分泌失调的中医调理

中医学无内分泌失调的称谓，根据内分泌失调所致病证的临床表现，将其归属于中医学“肝斑”“乳癖”“不孕，不育”“不寐”“月经类病”等范畴，其月经类病包括月经先期、月经后期、月经先后不定期、痛经、月经过少、崩漏、经行头痛等诸症。

随着年龄的不断增长，肾中精气逐渐减弱，脏腑功能失调，机体防御能力下降，受到风、寒、暑、湿、热等外邪的侵害，以及情志、饮食劳倦等各种原因可导致气机失调、气血不和而诱发上述病证的发生。中医学认为，内分泌失调所致病证除了与肾、肝和脾三脏的功能失常有关之外，还受到来自"肾-天癸-冲任-胞宫轴"功能紊乱带来的影响。傅青主明确指出，"经原非血也，乃天一之水，出自肾中"，表明女性的月经生理周期性的变化与肾息息相关。随着人体生长发育，肾中精气逐渐亏虚，天癸渐至减少，水不涵木，肝肾亏虚，冲任失调，故产生月经紊乱、不孕、不育等病证。肝肾阴亏于下，肝阳偏亢于上，肝主怒志，故见头痛、烦躁易怒、面红、目赤；肾阴不足，虚热内生，故见潮热、盗汗、五心烦热、形体消瘦；肾阴不足，不能上济心火，则心肾不交，见心悸、失眠、多梦等病证。肾阳有促进女子月经周期演化及生殖功能的作用，若肾阳不足，往往会对女子的月事造成不利影响，甚至导致闭经、不孕，男子精液清冷、滑精、阳痿、早泄，甚至不育。脾运化水液的能力与肾气是否充盛存在直接关系，肾气、肾阳不足，不能温煦脾阳，导致脾肾阳虚，不能温化水湿，加上饮食不节，进而形成痰湿内生，临床见怕冷、体形肥胖、痤疮、囊肿等病证。情志不遂也是本病发生最重要的原因之一，情志不舒，肝气郁结，气滞血瘀，血瘀而成包块，故见胸胁胀满、痛经、乳癖、崩漏等病证；郁久化热，灼伤阴血使面部气血失和而成肝斑等病证。因此，中医学认为内分泌失调以肾气亏损，气血不足为其本，气滞、痰凝、血瘀为其标。中药调节内分泌失调主要从平衡内分泌入手，关键在于抓住肾虚这一根本原因，调节阴阳，使之平衡，以图治本；调理气血、化瘀散结以治其标，使雌、孕激素的分泌水平趋于均衡状态，消除临床症状。

（一）从肾入手，调节阴阳，以图治本

内分泌失调的病机根本在肾虚，肾精亏虚，冲任失于充养，血海不能按时满盈，可致月经稀发或月经后期；肾精亏虚无以化为经血，故无血可下，导致闭经；肾气亏虚，封藏失司，冲任失固，不能制约经血，则致崩漏；肾精亏虚，天癸减少，故生殖能力下降，出现不孕、不育。治以滋补肾精，可用六味地黄丸、养阴种玉汤加减。肾为先天之本，内藏一身阴阳之气，肾虚则阴阳之气受损，打破人体阴阳平衡状态，阴阳失衡导致诸多生理病理变化。肾阴为一身阴气之源，可调节脏腑各种功能，肾阴充足，则可濡养脏腑形体，保障机体功能活动得以精神宁静而内守，即为"阴平"。肾阴虚无以制阳，则肾阳气相对偏亢，出现阴虚阳亢的病理状态，遵"阳病治阴""壮水之主，以制阳光"之理，治以滋阴潜阳之法，可用知柏地黄丸、左归丸加减化裁治疗。肾阳为一身阳气之本，肾阳充盛，脏腑形体得以温煦，则促进和推动机体功能，各脏腑生理功能得以正常进行，即为"阳秘"。若肾阳不足，温煦、推动功能失常，天癸不能应时而至，则冲任失调，女性胞宫藏泄功能失常，男子出现精液清冷、阳痿、早泄、不育等阳虚阴盛的病理状态。遵"阴病治阳""益火之源，以消阴翳"之理，治以温阳散寒，方选右归丸加减。《景岳全书》指出"益火之原，以培右肾之元阳"。

（二）从肝脾入手，调理气血水，化瘀散结，以图治标

在临床上，内分泌失调会使人体出现多种不适反应。当机体受到风、寒、暑、湿、热等外邪的侵害，以及情志、饮食劳倦等各种原因可导致气机失调、气血水不和，而通过调理气血水，可使内分泌系统恢复正常运行，而气血水的运行通畅与否和肝脾密切相关。肝主疏泄，调畅气机，维持气血津液在人体内的正常运行。若情志不遂，肝失疏泄，气机不畅，导致气滞血瘀痰凝，或肝失疏泄，郁而化火，火热循经上蒸于颜面而成痤疮。脾胃通过经脉相互络属而构成表里关系，面部是阳明经所过之处，阳明又为多气多血之经，素体胃肠有热，或饮食不节，过食辛辣肥甘厚味，使胃肠积热或湿热内蕴，循经上攻颜面，郁聚于毛孔亦可以发为痤疮。情志不遂、烦躁易怒而致肝失疏泄，气机不利，郁而化火，炼液成痰，痰气交阻，血液运行不畅，凝而成瘀，痰、气、瘀三者交阻于颈前，壅结为瘿瘤，积聚于胸部，发为乳癖，交阻于胞中，形成癥瘕积聚。绝经前后妇女由于情志不畅，可致肝木疏泄太过，横逆犯脾，致肝脾不和；或脾胃虚弱，肝木乘之，肝郁脾弱，表现为月经紊乱、双乳胀痛、口苦、咽干、头晕目眩、神疲乏力、食少纳差、两胁胀满不舒、舌红、苔薄、脉弦等。治当疏肝理气、行气活血、健脾养血、化痰消癥。方用逍遥散、丹栀逍遥散、柴胡疏肝散、越鞠丸加减治疗。

内分泌失调是现代医学病名，其失调的表现，归属于中医学“肝斑”“乳癖”“不寐”“月经类病”等多种病证范畴，可以结合阴阳、气血、寒热、脏腑功能等进行综合调理，达到平衡内分泌的作用，这即是“调病论”在调内分泌失常的具体体现。

（罗永兵）

第七节　调病论在肿瘤防治中的应用

恶性肿瘤发病率逐年升高，已成为严重危害人类生命健康的主要疾病之一，现代肿瘤治疗学强调综合治疗，但化疗药物的毒副作用明显，致使很多患者难以完成全部疗程；中医药具有毒副作用小、可减轻放化疗不良反应、提高生活质量、延长生存期等特点，目前已广泛应用于恶性肿瘤的防治中。中医药在防治恶性肿瘤时，因其考虑肿瘤病情复杂、病机多元化、病理演变多样化、呈现多脏腑功能损害的特点，单一任何一种治疗方法，均达不到理想的效果，因此多采用和法。

一、病机复杂，唯“和”能调

肿瘤的发生是在正气亏虚的基础上，因外感六淫、内伤七情、饮食不节、劳倦失度等因素，造成机体脏腑功能失衡、气血失常、升降失司、阴阳失和，致气滞、血瘀、痰凝，蕴积成毒，久而成积。其病机可以概括为“虚、毒、痰、瘀”。

正气不足是疾病发生的前提和条件，也是肿瘤发生的根本原因。正如《素问遗篇·刺法论》所云"正气存内，邪不可干"；《素问·评热病论》所云"邪之所凑，其气必虚"。《诸病源候论》有云："积聚者，由阴阳不和，腑脏虚弱，受于风邪，搏于腑脏之气所为也。"张景岳认为"凡脾肾不足，及虚弱失调之人，多有积聚之病……"而明代医家李中梓的《医宗必读》则认为"积之成也，正气不足，而后邪气踞之"。现代医学研究表明，肿瘤患者的免疫功能（正气）受到抑制，肿瘤的发生和发展及预后与带瘤机体的细胞免疫状态密切相关。而肿瘤既成，也会进一步损耗正气，形成肿瘤相关性免疫抑制，从而形成恶性循环。

癌毒，痰浊、血瘀是病之标。在正气不足的基础上，癌毒是产生肿瘤的关键因素。对于癌毒的论述，古代医学文献多有记载，但无明确"癌毒"的概念，统称为"毒邪"。例如，《中藏经》认为"痈疡疮肿之所作也，皆五脏六腑蓄毒之不流而生矣，非独营卫壅塞而发者也"。随着对肿瘤研究的深入，中医学认为，"癌毒"是恶性肿瘤发生、发展过程中的关键因素，是恶性肿瘤产生的病机核心，癌毒及其产生的病理性代谢产物通过血液、淋巴液循环扩散全身，致使整体功能失调，继而耗伤正气并与气、血、痰、热等纠结在一起，进一步产生一系列的病理变化。"痰浊"是肿瘤演变过程中的一个病理产物，同时又可以进一步促进肿瘤的发展。一方面"痰浊"的形成反映了肺、脾、肾等脏腑对于津液代谢功能的障碍；另一方面痰邪可阻塞气机，使三焦气化失常，加重痰邪的形成。《杂病源流犀烛》认为："邪积胸中，阻塞气道，气不宜通，为痰为食为血……邪既胜，耳不得制之，遂结成形而有块。"痰之为病，无处不到，变化多端。元代朱震亨认为"凡人身上中下有块者，多是痰"。血瘀是血液运行不畅的一种病理状态，也是肿瘤病因病机中的重要方面。气血在生理上相互依存、相互制约和相互为用；在病理上相互影响，气血失调，气机郁滞，血行不畅，导致气滞血瘀，常表现为血瘀证，日久则成积聚。王清任认为："气无形不能结块，结块者，必有形之血也。血受寒则凝结成块，血受热则煎熬成块。"高锦庭的《疡科心得集·辨瘰疬瘿瘤论》中有言"瘿瘤者，非阴阳正气所结肿，乃五脏瘀血浊气痰滞而成也"。现代肿瘤学研究证实，血瘀体质的人多癌变的倾向，癌变后转移和复发率亦较高，预后不良。这是因为癌前"血液高凝状态"可以使肿瘤细胞发展的微环境失调，促进肿瘤的侵袭和转移，并可以协助肿瘤细胞逃逸宿主的免疫监视，使恶性转移更迅速。

虚、毒、痰、瘀常非单一为病，在漫长的病程中，互相胶结，形成相互影响的因果链，表现为虚实夹杂、脏腑不和、气血不调、寒热互见等病机比较复杂的病证，纯攻、纯补均难以契合病机，唯有采用"和法"，从多个工作靶点和环节上发挥作用，才能使失衡的阴阳气血重新达到动态平衡，达到治疗目的。

二、调和之法在肿瘤防治中的具体应用

凡是协调、重建和恢复机体的脏腑功能及阴阳气血平衡，使机体达到以平为

期的和顺状态，均为和法范畴。在临床上防治肿瘤时，要根据肿瘤类型、所处阶段所表现出来的主要病理类型，采用不同的调和之法。

（一）调和营卫

恶性肿瘤的病因病机复杂多变，其中多与营卫失和相关，故在防治肿瘤时，注重调和营卫，营卫和则阴阳调和，阴阳和则病去。肿瘤属于慢性消耗性疾病，久病耗伤正气，或手术、化疗、放疗易导致肺卫气虚，卫外不固，易受外邪侵袭，以及营卫不和，甚则阴阳失调。在临床上，求诊于中医的肿瘤患者，多已行放化疗，易出现脾胃不和及营卫失和，脾胃运化水谷精微，化生营卫之气，故可知调理脾胃才能恢复营卫的正常运行。桂枝汤不仅能治疗肺卫气虚，风邪侵袭的表虚证，众多医家认为桂枝汤调营卫与调和脾胃有关，因脾胃是气血生化之源，其中营为血，卫为气，机体生理功能正常与否全在气血是否调和，气血不和则百病生，故调和气血、营卫方治百病。桂枝汤的组成是桂枝、芍药、生姜、大枣、炙甘草，桂枝温通血脉、化气；芍药味酸性收、疏理肝气以破阴结，与甘草酸甘化阴以养胃阴；甘草味甘入脾、健脾益气；姜主卫，枣主营，甘草主和，三药合和开胃健脾，调和营卫。综上所述，桂枝汤通过调和脾胃化生气血以达到调和营卫，扶正祛邪，邪去而不伤正的目的。

（二）和解少阳

和解少阳，其代表方是小柴胡汤。由柴胡、黄芩、人参、半夏、甘草、生姜、大枣七味药组成，祛邪与扶正药物同用，达到和解少阳、疏利三焦、和胃降逆、扶正抗邪、通达表里阴阳、协调脏腑之功效。少阳病之“口苦咽干目眩”“往来寒热”“胸胁苦满”之脉证。与肝癌、乳腺癌、肺癌、胰腺癌出现两胁胀满、口干口苦、咳嗽咯痰、浮肿、小便少、不思饮食、便溏、脉弦数等病证相吻合，因此以小柴胡汤化裁的处方常用于肝癌、乳腺癌、肺癌、胰腺癌等恶性肿瘤的防治。中医学认为，肿瘤患者皆属阴阳失衡，而少阳又为人体阴阳变化之枢机，运用和解少阳之法可促进气血阴阳运行；且肿瘤患者经放化疗等治疗后正气损伤，不宜过多应用攻伐之品，应在扶正的基础上加减应用解毒药物，以达到祛邪不伤正、正盛邪自去的目的。

（三）调和阴阳

中医学认为，肿瘤的发生是由于机体阴阳失衡，正气亏虚，外邪乘虚而入，脏腑气化失常，导致气结、痰凝、血瘀、热毒搏结日久积滞而成。《灵枢·百病始生》曰：“积之始生，得寒乃生，厥乃成积也。”《难经·五十五难》曰：“积者，阴气也，其始发有常处，其痛不离其部。”《证治汇补·积聚》曰：“积属阴，五脏所主，发有常处，痛不离部。”《医学汇编》所谓：“正气虚则为岩。”《黄帝内经》曰：“阳化气，阴成形。”以上说明积证的阴阳属性为阴，故恶性肿瘤辨证论治应扶助正气、平衡阴阳。《素问·至真要大论》曰："谨察阴阳所在而调之，以平为期。"根据肿瘤的病性属阳虚阴寒凝滞，故临床多选用阳和汤治疗。《外科证治全生集》中记载："阳和汤……主治骨槽风、流注、阴疽、脱骨疽、鹤膝风、乳岩、结核、石疽、附骨疽及漫肿无头，平塌白陷，一切阴凝等证。"阳和汤能够温化寒凝通经络、补益精血扶助阳气，阳气恢复鼓动气血运行，瘀滞、凝结得以消散，使筋骨、肌肉、血脉凝聚之阴邪皆得尽去，阴阳平衡，机体才得以恢复健康。现代药理研究发现，阳和汤能够诱导肿瘤细胞凋亡，直接抑制肿瘤生长，提高机体免疫力，抑制淋巴管的生成等。

（四）调理脏腑

脏腑之间在生理上相互资生、相互制约，以维持脏腑正常的生理功能及其动态平衡，一旦某一脏腑发生病变，五行之间就会失去平衡协调关系，尤其是恶性肿瘤。例如，消化系统肿瘤多见肝脾不调、肝胃不和、脾胃不和；呼吸系统肿瘤多见肺脾不调；乳腺癌及甲状腺癌多见肝脾不调、肝肺不调、肝肾不调等；晚期肿瘤及放化疗后多见脾胃不和、脾肾不调。因此在肿瘤防治过程中，可以从脏腑入手加以调理，使之恢复平衡协调状态。如妇科肿瘤患者，在患病之前或者患病之后均存在相应的心理反应。中医学认为"思则气结，悲则气消"。情志因素可以影响气机的正常运转，这种气机的升降失常多以气滞为主，表现为肝气郁结。气滞之后，因气为血帅，气行则血行，气滞血不行而凝，进一步加重积聚的产生。另外，在五脏五行生化中，肝属木，脾胃属土，木气太过则易克土。肝病最先传之于脾，可导致脾失健运，气机升降失常，出现肝脾不和的临床表现，如情绪抑郁或急躁易怒、胸胁胀满、腹胀腹痛、不欲饮食、泄泻便溏等表现，可用逍遥丸加减，疏肝解郁，养血健脾。如手术后、放化疗的患者，或者肿瘤晚期患者，出现恶心、呕吐、腹泻、纳呆等病证，属脾胃升降功能失调，常用以半夏、黄连为主药之半夏泻心汤，寒热并用，辛开苦降，攻补兼施，阴阳并调之法治疗。凡此种种病证，在临床上，详细辨证，从脏腑入手，加以调理，均能收到良好的效果。

无论是中医还是西医，肿瘤仍属疑难杂症，任何单一治法容易顾此失彼，因此，使用调和之法是值得探索的一条途径。"和法"凸显了中医辨治疾病的最高境界，最符合当今医学的内涵，体现了生命的长度和厚度，也使肿瘤的治疗效果取得了新的突破，此亦肿瘤治疗的关键所在。

（罗永兵）

第八节　调病论在新型冠状病毒肺炎防治中的作用

新型冠状病毒肺炎给人类带来了巨大的压力和挑战。如何战胜疫情，成为现代医学与祖国医学共同面临的难题。

一、新型冠状病毒肺炎的中西医认识

新型冠状病毒肺炎，是指新型冠状病毒感染导致的肺炎。以发热、干咳、乏力等为主要表现，少数患者伴有鼻塞、流涕、腹泻等上呼吸道和消化道症状。重症病例多在 1 周后出现呼吸困难，严重者快速进展为急性呼吸窘迫综合征、脓毒症休克、难以纠正的代谢性酸中毒和凝血功能障碍及多器官功能衰竭等。中医学称之为“时疫”。吴鞠通在《温病条辨》中说：“温疫者，厉气流行，多兼秽浊，家家如是，若役使然也。”《辨疫琐言》载：“春则曰春瘟，夏则曰时疫，秋则曰秋疫，冬则曰冬瘟。”武汉的新型冠状病毒肺炎发生于冬春之交，因此它属于中医学的“瘟疫”。从古至今，人类遭遇了无数的瘟疫，对人类后代影响巨大的有鼠疫、天花、流感等。总的来说，瘟疫是由一些强烈致病性微生物（如细菌、病毒等）引起的传染病。

中医抗疫具有悠久的历史，据《史记》记载公元前 243 年“天下疫”始，至 1949 年止，共有大疫 500 余次。历史上有记载的病毒暴发，就有天花、埃博拉、严重急性呼吸综合征（SARS）等。人类与病毒的抗争从来都是一部血泪史。自然界已知病毒将近 5000 种，随着科学技术的发展，新病毒不断被发现。人类至今已有 300 万年的历史，而病毒却有 30 多亿年的历史。人类与病毒在历史的进程中不断进化，有时能和平共处，有时病毒会突然变异攻击人类。即使是高级哺乳动物的人类，也往往逃脱不了被病毒感染的命运。

二、调病论在新型冠状病毒肺炎防治中的指导作用

针对新型冠状病毒肺炎的治疗，新型冠状病毒的变异性快，抗生素注定无效，临床上主要以对症处理为主，严重阶段激素的使用也会带来相应副作用，尤其是使用激素的后遗症多，激素进入人体后，会产生降解不彻底的现象，激素残渣会滞留在体内，随血液循环进入造血系统堆积，从而引起重大疾病，甚至整个机体防御力崩溃。

祖国医学在几千年制服瘟疫的过程中，积累了丰富的防治疫情的经验。中医药防治传染病，注重增强人体自身的抵抗力和修复能力，注重维护整体平衡，即注重调和整体，以平为期。概而言之，实为扶正与祛邪两大途径。我们应当以史为鉴，理清思路，继承发扬，古为今用。调病论在新型冠状病毒肺炎防治中的指导作用具体体现在以下几方面。

（1）调病论体现在新型冠状病毒肺炎的治疗原则中。一是，整体调和。中医学非常重视人体本身的统一性、完整性及其与自然界的相互关系，认为人体是一个有机的整体，构成人体的各个组成部分之间在结构上不可分割。人体本身就是一个调和体，新型冠状病毒肺炎治疗中抗病毒的一个关键点是把体内整体的免疫功能调动起来，也就是中医学所说的扶正，只有这样才能真正彻底杀死病毒，使人体达到“阴平阳秘”，和谐统一。二是，辨证调和。就是根据患者的发病特点、病机特点与演

变规律来诊断和调整处方，也就是说中医学会“因时、因地、因人、因病”做出相应的处理，病同，其症也同，但未必用同样的药，这就是中医学调和诊疗的最大优势。

（2）调病论体现在新型冠状病毒肺炎治疗的各阶段。在治疗各阶段，中医药采用辨证论治，治病求因的原则，根据每位患者的体质，结合地域和气候，采用不同方法加减治疗。在预防阶段，中医学重视治未病。所谓治未病包括“未病先防”“已病防变”“瘥后防复”，对于这个疾病，对于密切接触的患者，重点是要预防，防止新型冠状病毒肺炎的发生，尽早通过各种中医药手段调动五脏的生理功能，使机体达到“阴平阳秘”。在新型冠状病毒肺炎治疗期要调和阴阳。对早期新型冠状病毒肺炎患者的分层干预，缩短了病程，减少了重症的发生率；中后期，尤其是重症患者，中西医协同治疗，缩短了病程，减少了并发症。康复期，采用整体调节。通过益气健脾、益气养阴、化痰通络这些方法，包括一些非药物疗法，如火罐、针灸、刮痧、食疗、心理治疗，帮助患者恢复。

中医学认为，新型冠状病毒肺炎属于中医学“疫病”“湿瘟”的范畴，其病因属性为“湿毒之邪”致病。发病的病机是湿气比较重，肺气损伤比较严重，痰湿壅滞，造成肺气不通畅。本病应该化湿为主，芳香化浊避秽，透表散邪，升降脾胃，这也是治疗的核心。湿一化，郁热就散，毒也就没有了，症状自然就逐渐消失。据报道，在“诊疗方案”中的很多中医药方里，使用多味传统祛湿的中药材，如槟榔、苍术、草果、厚朴、藿香等。其中，槟榔，可以破除湿邪。借助槟榔“破气结”的功效，把湿邪驱逐掉；苍术和藿香，均为芳香化湿类药。善芳化燥除湿浊，对于瘟疫，芳香化湿类药从不会缺席，芳香类药多辛温，能辟秽气，除湿浊，健脾气。苍术性温燥，是湿邪的克星，内能燥湿以健脾，外能祛风湿以解痹痛；也有以苍术燃烧熏烟消毒、祛室内秽气，或烧水沐浴，或打粉以制成香囊佩戴，均能辟瘟疫。藿香辛，微温，能化湿，解暑发表，止呕，不论是湿阻中焦，或是脾胃虚弱，或寒湿，或湿热所致呕吐均能配伍使用。这也体现了中药相互协作的调和理论。

实践证明，中医药和中西医结合在疫情防控中的作用（如中医药在减轻症状、控制病情进展、减少激素用量、减轻并发症等方面）得到了认同和实践的检验。代表性的中医方排毒清肺汤，是集前人智慧与经验的过程，是对经典名方发展的创新和进步。《伤寒论·辨太阳病脉证并治》曰：“凡病若发汗、若吐、若下、若亡津液，阴阳自和者，必自愈。”揭示了人体阴阳自和的功能是疾病自愈的关键。由汉代张仲景所著《伤寒杂病论》中的多个治疗由寒邪引起的外感热病的经典方剂组方合理，性味平和，由麻杏石甘汤、五苓散、小柴胡汤、射干麻黄汤四方优化组合而成，可用于治疗新型冠状病毒肺炎轻型、普通型、重型患者，在危重症患者救治中也可结合患者的实际情况合理使用。

第一个方子麻杏石甘汤，用这个方子主要是解决内热问题，解决新型冠状病毒肺炎患者的发热问题。麻杏石甘汤方子组成：麻黄、炙甘草、杏仁、生石膏。方中麻黄解表宣肺，能打开全身的毛孔，让肺里面的热邪从皮毛出；杏仁加强肺的肃降功能；

肺与大肠相表里，把肺里面的热赶到大肠，从大肠排出；石膏既可以清热又可以生津，石膏降胃火、肺火、大肠火，可以同时把身体里的火分别从小便、大便排出；然后甘草救津液，扶正，补脾胃。可谓宣、清、降三法共用，此方通过健运枢机，使机体归于和谐、平复状态。

第二个名方是五苓散，其组成为猪苓、茯苓、白术、泽泻、桂枝。湿邪是这次瘟疫的罪魁祸首，湿邪是新型冠状病毒的温床。但是祛湿又不能伤阳气，所以用五苓散温阳化湿、利水，一方面温阳，一方面直接利水。温阳是扶正、是治本，利水是攻邪、是治标。补泻兼施，扶正祛邪即为调病。

第三个名方就是小柴胡汤，其组成为柴胡、黄芩、半夏、甘草、生姜。柴胡汤共有三组药。第一组药柴胡、黄芩：把半表半里这个区域打通，让邪气出去，把肝胆之火去掉；第二组药半夏：半夏在这个方子里主要是用来降逆的；第三组药人参、生姜、炙甘草、大枣（清肺排毒汤没有人参与大枣）：这四味药都是入脾胃的，能够迅速补充脾胃的津液，只要脾胃功能恢复了，就会产生源源不断的气血去与病邪做斗争。小柴胡汤斡旋枢机，和解少阳表里、寒热、虚实，使相争于半表半里之邪得以枢转而出，是“和解表里之剂”（成无己）、“少阳枢机之剂和解表里之总方”（柯琴）。

第四个名方是射干麻黄汤，其组成为射干、麻黄、生姜、细辛、紫菀、款冬花，半夏。咳嗽是新型冠状病毒肺炎患者最主要的症状之一，这个方里面很多药都是化痰止咳的，比如款冬花、半夏和紫菀；麻黄与细辛宣肺，辛温解表；射干清咽利喉，调理热毒导致的咽喉肿痛。清肺排毒汤最后还有四味药：山药、枳实、陈皮、藿香。山药扶正，保护脾胃，也用于防止温燥太过。枳实除胸闷，下气，破气，同时通畅大便。陈皮与藿香芳香化湿，藿香在这次疫情中的使用率很高。陈皮与藿香还可以解决患者胃肠不舒服的问题，比如腹胀腹泻等。攻补兼施，寒温并用皆为调和。

需要指出，在中医调病论指导下，中医治病是纠其偏性，所谓以偏纠偏，使人体阴阳平衡，临证必须重视个体差异。

三、中医调病论注重调和机体状态

中西医治病，思路常常不同。新型冠状病毒引起的疾病，西医的思路就是消灭病原体。所以要找适合的抗生素、疫苗。中医的思路是改善症状。《黄帝内经》有句话叫“无问其病，以平为期”，这是中医的精髓所在。简单而言，只要人好吃好喝好睡，不管什么病，自己就会好。如疾病初期很多患者伴随出现腹泻、呕吐、厌食、痰多、舌苔厚腻、头重如裹等症状。这正是藿香正气散的方证。

四、调病论如何指导“细胞因子风暴”的防治

目前认为细胞因子风暴（cytokine storm）是新型冠状病毒肺炎由轻症转为重症、由肺脏单一器官损伤转变为多器官功能障碍综合征（MODS）的重要病理生理基础。

新型冠状病毒感染机体后可能与冠状病毒一样，导致机体免疫功能失控，炎症细胞因子过度释放，并形成一系列自我放大的细胞因子激活级联反应，造成肺脏的弥漫性肺泡损伤、透明膜形成、纤维蛋白渗出等损伤表现，严重时形成全身细胞因子风暴并侵及循环系统，进一步引起血流动力学不稳定、休克、弥散性血管内凝血和MODS。

对于细胞因子风暴而言，应及时运用西药控制病情，治疗主要是针对病毒感染本身的治疗及支持治疗，以密切观察和预防为主，西药对急性发作及重症病变的免疫性疾病有着不可替代的显著疗效，但这些西药的副作用也是显而易见的。中医药调病，无论在止痛方面，还是在免疫调节方面，或是减少激素依赖方面，都有着显著疗效。

中药发挥疗效是综合作用的结果。中药能快速改善临床症状，可以增强身体抵抗力，能抑制肺部炎症。据报道，新型冠状病毒肺炎的加重与细胞因子风暴有关。而清热解毒中药，可以抑制炎症因子的释放，有减轻肺部炎症的作用。此外，中药还可以调节肠道菌群失衡。通过保持大便通畅、排除毒素，也可以降低细菌、真菌感染的概率。

实践证明，中医药治疗新型冠状病毒肺炎效果是很明确的。中医调和体现在辨证与辨病的统一，理论与临床实践的统一，指导和规范的统一，是传承精华、守正创新的生动实践。

五、调病论在其他方面的体现

（一）注重调和情志

中医调病，除了药物及非药物方法的治疗，也需要情志调和，即着眼于心身的调养。医学心理学和积极心理学的研究都表明，良好的心理状态能提高机体抵抗病毒侵袭的免疫力。因此，不夸张地说“平和的心态就是一种免疫力！”大疫当前，人心不稳，恐慌会使人体的免疫力低下而易患传染病，也有因精神过度紧张，造成疑病症者。反之，心定神宁，坦然处之，则不易得病。正如《黄帝内经》所谓“恬淡虚无，真气从之。精神内守，病安从来”。

（二）重视劳逸调和

在瘟疫流行期间，要保持体力充沛，不要过度劳累，更不要通宵达旦地玩乐而使正气耗伤。体力强盛，正气不虚，就能抵御病邪。即使感染，病情也较轻，预后也较好。也要减少性生活。《黄帝内经》也讲过“冬不藏精，春必病温”。可见，在瘟疫流行期间，清心寡欲，养精蓄锐是非常重要的。还要减少外出。《黄帝内经》云：“虚邪贼风，避之有时。”减少外出活动，减少和避免与患者的接触；注意保暖，防止受凉，也是非常重要的措施。

（三）功法调和身心

以中医经络理论为基础的中医传统功法八段锦，相对于其他健身方法来说，具有柔和连绵、动静相宜、简单易学、强度适中的特点，比较适合现在高强度工作后的身体自我修复。八段锦通过“调身”“调息”“调心”，疏通经络，保证气血畅通，一方面可以稳定情绪，改善焦虑和紧张的精神状态；另一方面可以使全身肌张力下降，达到脏腑组织功能协调统一的状态。它不但能缓解医护人员的身心压力，而且对于患者的心肺功能的恢复和情志的调节起到积极的促进作用。

事实证明，中医特色护理在抗击疫情的战役中确实有它的独到之处。中医调病理论指导下的锻炼方式需要更多的中医人继续传承和发扬光大。

（四）艾灸调和气血

中医学认为，新型冠状病毒肺炎的病因，多与“寒”“湿”邪气有关。而艾味苦、辛，性温，可通十二经，可祛寒除湿，正与此病之病因病机相契合，对于此病的预防和治疗都有益处。《本草纲目》记载：“艾，外用灸百病，壮元阳，通经脉，行气补血。”传统中医学认为，艾灸能够通过对特定穴位的温热作用，产生温通经脉、活血止痛、扶正祛邪的功效，提高人体的免疫力。

艾灸对于机体免疫功能的调节作用，是多层次、多环节的复杂过程。现代实验研究表明，艾灸可以调节体内失衡的免疫功能，主要通过调节免疫分子（细胞因子、免疫球蛋白、补体分子）和免疫细胞（白细胞、T 淋巴细胞、巨噬细胞、NK 细胞）两个方面实现。

随着人类文明的发展，城市化进程进一步加快，人们在城市高度聚集化。随着交通工具和运输网络的发展，病毒可以在短时间内迅速散播到全球。可以说，人类社会的发展给病毒传播创造了更为有利的条件。许多未知病毒还未被人类发现，且病毒变异非常迅猛，因此，人类与病毒抗争的历史不会终结，人类在任何时刻都不能放松警惕。幸运的是，科学技术在不断进步，我们认识和了解病毒的方式越来越多，战胜病毒的武器也越来越多。中医对于疫病的认识，在防治疫病的实践中积累了丰富的经验，形成了完备的理论体系。我们应该学习先贤，“古为今用”，采取调病论观点指导防病治病的全过程。

（左　英）

第五章　调病论体现于现代健康

你想要怎样的健康生活？是“采菊东篱下，悠然见南山”的从容淡然、“行到水穷处，坐看云起时”的悠然自得，还是“松花酿酒，春水煎茶”的闲情逸致？是圣经中的伊甸园、佛经中的西方极乐世界，还是柏拉图的理想国？曾经，人们理想的生活是“面朝大海，春暖花开”。其实，这并不难，如果你拥有健康的身体，身处和谐社会并用心拥抱清净的大自然，一切皆当可能。

第一节　理念，人与自然的平衡法则

人与自然从来都是密不可分的整体。无论是《论语》“四时行焉，百物生焉”、《庄子》“天地并生，万物为一”、《心地观经》“无缘大慈，同体大悲”、《易经》“天地感，而万物生”及《黄帝内经》“人以天地之气生”，无不阐述人与自然相互依存、共生共荣的关系。现代科学将自然界的生物与非生物环境构成的统一整体，定义为生态系统。在地球生态系统中，各种构成因素相互制约、共同作用，并在一时期内保持相对稳定的动态平衡，即是人们常说的生态平衡。人与自然的进化就是在不断打破原有平衡上建立新的平衡，生态系统的完整性与人类健康和发展密切相关。

然而，物质文明繁华的背后，是人类在构建次生环境的过程中，对原生自然环境的掠夺与破坏。工业文明的发展让地球伤痕累累。据联合国环境规划署发布的信息：当今全球 1/3 的表层土壤由于酸化、污染等而退化；人类过度的捕鱼、伐木和偷猎使多种野生动物濒临灭绝；全球海洋上的漂浮塑料垃圾超过 5 万亿片，占海洋垃圾的 60%～90%；大量二氧化碳、农药、化肥等污染引发的极端气候加剧全球变暖及海洋酸化，预计到 2050 年，可能会有 1/6 的物种面临灭绝；全球化贸易极度加大了外来物种入侵当地生态的风险。破坏生态平衡的代价，正如恩格斯在《自然辩证法》中的警告：“不要过分陶醉于人类对自然界的胜利，对于每一次这样的胜利，自然界都会对我们进行报复。”由于人类赖以生存的原生环境遭到严重破坏，人体应对自然变化的正常调节转化为代偿状态，成为人们常说的亚健康状态。一旦人体代偿失调，最终将导致疾病甚至死亡。环境是如何影响人体健康的？据世界卫生组织（WHO）统计，全球每年有十分之一的人口因食用受污染食品而患病，约 42 万人因此死亡。2020 年《柳叶刀》发布的全球疾病负担研究表明，全球 87 种危险因素中，导致男女死亡的五大因素——高收缩压、饮食风险、高血糖、空气污染和高 BMI（女性）和烟草、高收缩压、饮食风险、空气污染和高血糖（男性）均与环境污染相关。WHO 通过健康与气候变化的调查提出，如 2050 年能实现气候变化《巴黎协定》的目标，仅通过减少空气污染一项就能每年在全世界挽救大约 100 万人的生命。联合国及其合作伙伴共同发布的《2020 生产差距报告》明确指出，世界每年需减少 6%化石燃料产量，将全球变暖幅度控制在每年 1.5℃以内，以扭转灾害性气候危机。

如果这些都让你觉得遥不可及，那么新型冠状病毒肺炎的全球暴发，这场二战以来人类面临的最大危机，可以促使人类重新思考人与自然的关系。新型冠状病毒肺炎的影响有多大？除了令人惊叹的死亡人数和对全球经济承受的巨大打击，《2020 年世界卫生统计报告》提出，人类寿命增长可能受到新型冠状病毒肺炎的挑战。时至今日，人类已在地球日益脆弱的生态系统中如履薄冰，以至于发出“关爱自然，刻不容缓”（time for nature）这样的呼吁，且贴切地成为 2020 年世界环境日的主题。

令人欣慰的是，在这场全球抗疫的风暴中，中医药以“神助攻”的姿态，协助中国政府和医护人员抗击新型冠状病毒肺炎，再次见证了传统医学历久弥新的魅力。中医历来推崇的阴阳平衡之道在危机中以扭转乾坤之势力挽狂澜。《素问·生气通天论》曰“阴平阳秘，精神乃治”。什么是阴阳？*Nature* 早在 20 世纪就提到“阴阳象征两种对立力量之间的平衡与和谐，这些力量普遍存在于免疫系统中，对维持人体稳定状态极为重要”。在现代医学研究中，有学者在人类常见的炎症反应中提到了“阴阳”的概念。以及 *Cell Press* 揭示的传统中医疗法针灸背后的神经解剖学原理，都验证了中医理念的科学性。在养生方面，饱含传统智慧和阴阳哲学的国粹太极拳，被美国 *Time* 奉为“全球一亿五千万人练习的完美运动”。毫无疑问，中西医文化在时光交替的过去与现代，无论是奥妙精深的中式表达，还是犀利精练的科学语言，事实上都将阴阳的整体和谐作为衡量人和谐健康的标准。

然而，我们需意识到，人体内在平衡终究是建立在人与自然和谐之上的。2020 年 5 月，联合国环境署发言称“新冠疫情是地球迄今为止向人类发出的最强烈警告”，全球需致力于“加强对自然的保护，以减少未来大流行病暴发的风险”；并在最新发布的《携手环境，守护人类》中呼吁世界各国利用前沿的科学成果，实施对地球有益的政策及绿色投资等措施“重建更美好”（build back better）。同时，2020 年联合国第 5 版《全球生物多样性展望》（GBO-5）发布了以拯救地球，确保人类福祉与安全为目标的变革措施，包括土地和森林的保护，以及可持续的农业、渔业、淡水、气候行动和向包含生物多样性的“一体化健康”转型。

人与自然平衡失调体现的环境问题，是人类社会生存与发展的危机。《素问·五常政大论》认为“必先岁气，无伐天和”。协调经济发展与环境保护的矛盾，已成为当代社会发展亟待解决的问题。只有顺应自然规律，才可实现人的可持续发展。在国家层面上，我国加强了生态文明建设的国家战略及生态环境治理措施，将“人与自然和谐共生”纳入新时代坚持和发展中国特色社会主义的基本方针。在个体层面上，日益发展的物质与精神文明，提高了个人对生活及生命质量的要求。以《黄帝内经》为核心的中医学及养生文化在防未病、重大疾病治疗和疾病康复中发挥着举足轻重的作用。而调病学说的创立，秉承了中华传统文化人与自然和谐的理念，将“调和”作为防病治病的原则，这不仅是对中医整体观和辨证统一思想的创新、深化，也期待对生态文明建设下的全民健康和中医文化推广产生积极作用。

（冯 军）

第二节 探索，做和谐社会的拥趸者

WHO 给健康的正式定义中，除了一系列体格标准外，还强调健康不仅是躯体没有疾病，还要具备心理健康、社会适应良好和有道德。这意味着一个真正健康的人不仅要有强健的体魄，还需与社会保持和谐的关系。正如马克思所说：“社会是人同自然界完成了的本质的统一”，作为自然界产物的人必然同时承担着一定的社会角色。如果社会就像一个人，和谐社会就是一个健康的人，那么你就应该成为一个健康的细胞、一个有趣的灵魂。

然而，仿佛随着人与自然关系的“失调”，人与社会的关系也不那么有趣了。在物质文明高度发展的今天，“日出而作，日落而息”的朴实生活已被炫富的朋友圈视为老朽；勤劳节俭仿佛沦为贫穷落后的代名词；“卧薪尝胆”的信念早已被“一夜暴富”的白日梦替代。人们开始在高强度的工作压力、复杂的人际关系和烦冗的社交应酬中疲于奔命，以换取名利带来的快感。然而，膨胀的欲望却是精神痛苦的源头。《素问·疏五过论》曰：“暴乐暴苦，始乐后苦，皆伤精气，精气竭绝，形体毁沮。暴怒伤阴，暴喜伤阳，厥气上行，满脉去形。”过度追求物质生活，必将导致消极心理，从而影响人体的正常代谢，形成严重的心理问题，甚至损害人的生命。据 WHO 统计，目前全球抑郁症患者已超 3 亿，预计到 2030 年，抑郁症将位列世界疾病负担首位。成人的欲望、社会滋生的有毒土壤，已让花朵般的孩子们深受其害。相关研究表明，心理疾病发展呈低龄化趋势，自杀成为全球 15～29 岁年龄段的第二大死亡原因，而一般的精神疾病始于 14 岁。中国青少年研究中心和共青团中央国际联络部发布的《中国青年发展报告》显示，我国 17 岁以下儿童青少年中，约 3000 万人受到各种情绪障碍和行为问题困扰。而让全球深陷恐慌的新型冠状病毒肺炎，带来的不仅是一次身体危机，也是一场精神折磨。联合国发文称，在疫情流行期间，埃塞俄比亚的抑郁症患病率增加了 2 倍；32%的英国年轻人认为，大流行疫情导致他们精神健康每况愈下；加拿大 15～49 岁人群中有 20%的人增加了酒精消费；而中国医护人员报告的抑郁症、焦虑症和失眠症发病率分别高达到 50%、45%和 34%。

《孟子》曰“穷则独善其身，达则兼善天下”。人的个体发展与社会进步相辅相成，“先天下之忧而忧”“俯首甘为孺子牛”才是值得推崇的家国情怀。面对当今社会存在的问题，常有针砭时弊的声音：“我们的社会生病了吗？”如果社会就像一个人，如何应对社会的“失调”？《素问·六元正纪大论》指出“天道可见，民气可调”。顺应天道民心便是调整人与社会和谐发展的有效途径。工业文明即将成为过去式，开启以人与自然、人与人、人与社会和谐共生、良性循环、全面发展、持续繁荣为宗旨的生态文明社会形态的探索，才是实现中华民族伟大复兴的正确途径。人是社会的基本单位，构建良好的社会风气，应从我做起。《素问·上古天真论》“恬淡虚无，真气从之。精神内守”的固护精神之法不是现代人崇尚的“断舍离”生活理念吗？将《灵枢·本神》中“和喜怒而安居处，节阴阳而调刚柔”理解为“心态平和，劳逸结合”再合适不过。《素问·移精变气论》以“动作以避寒，阴居以避暑，内无眷慕之累，外无伸宦之形，此恬憺之世，邪不能深入也”强调了人在社会生活中淡然从容、返璞归真的生活态度是有利于个人健康的。不仅在医学上，儒、释、道文化也无不体现个人内在修养与社会和谐统一的大同思想与整体观。《礼记·大学》中“修身、齐家、治国、平天下”阐述了个人与社会发展的统一性，体现了儒家肯定天地万物的内在价值，主张以仁爱之心对待自然，并通过家庭、社会进一步将伦理原则扩展，提倡以人为本的价值取向和人文精神。《道德经》中“是以圣人之治，虚其心，实其腹；弱其志，强其骨。常使民无知无欲，使夫知者不敢为也。为无为，则无不治”体现了不扰乱人心、不违背民性的治国之道和个人健康发展的有利途径。道家强调人要以崇尚自然效法天地作为人生行为的基本准则，以尊重自然规律为最高准则，从而达到“道法自然”的境界。佛家修行的六度“布施、忍辱、持戒、精进、禅定、般若”所蕴含的慈悲谦和的处事之道和追求真理的人生态度，对人的提升和社会和谐的构建也是不无裨益的。佛家认为万物是佛性的统一，众生平等，万物皆有生存的权利。在人与社会和自然的关系上表现出的慈悲为怀的生态伦理精神，客观上提供了通过利他主义来实现自身价值的通道。基于人与社会和谐的整体观，调病论在创建上将人与自然和社会的和谐思想贯穿在疾病诊断和治疗过程中，并在“治未病”及治疗因情绪而导致的心理疾病时，开创了独树一帜的创新理论。

（冯　军）

第三节　实践，人生是一场自我修行

生命的过程总是关乎两件事：一是身体，一是精神。有意义的人生，既要善待身体，又要提升灵魂。如果人生就是一场修行的话，修行的过程就是自我认知与觉悟的过程。正如 2000 年前，古希腊智者在阿波罗神庙的门柱上留下了名言“人啊，认识你自己”。但是，你真的了解自己吗？

先说我们的身体吧。中医理论认为，人体是一个有机整体，“内属于腑脏，外络于肢节”，经络连接各器官，并通过精、气、血及津液的作用完成人体的正常运行。身体如同一部精密的仪器，协调着人体内部与外界环境的关系，使之保持一种整体的平衡状态，我们称之为健康。然而，健康是一种动态的平衡，随着外界环境的变化，我们要依照身体本能的需要给予它恰当的关怀，以维持健康的平衡状态，避免因失调而产生疾病。依照调病论的理论，这样的过程是为“调”。如何调？简而言之，四季更替，如果夏不避日，冬不避寒，便可能中暑或染风寒，则需要“调寒热”；如果长期饮食无规律，暴饮暴食，易患胃痛或者腹泻，则需要“调脾胃”或“调和肠胃”；如果有人长期处于高压状态，总是殚精竭虑、力不从心，则需要调“调心肾”；如果情绪易怒，甚至有抑郁倾向，或患肝胆疾病，则需要“调肝脾”或“和解少阳”；如果大病初愈后身体素质降低，营养不良，出现贫血现象，则需要“调气血”；如果风邪入侵，发热自汗，则可能需要“调营卫”。而在物质生活极度繁荣的今天，“调三高（血脂、血压、血糖）”“调内分泌”大致已成大概率事件了吧。“过犹不及”的传统智慧同样适用于人的身体，表明“调”适度的重要性。如何适度？以“和”为准。例如，夏天，利用空调可以缓解高温带给人的不良影响，产生舒爽感觉，但如果过分贪凉，则可能患上空调病（air-conditioning disease）；美酒虽好，少则怡情，多则伤肝，滥饮更可导致肝病或肝癌；都说生命在于运动，但是运动过量，却会大伤元气，引发肌肉、关节损伤和心脏疾病。而在近年掀起的养生热潮中，因大量服用具有“保健功能”的中药而导致中毒的报道屡见不鲜。如果夏季我们能给空调定个时，饮食有所节制，作息规律，适当运动，这不就是“和”的最佳解读、健康的最好方式吗？没事还需要吃什么中药保健养生呢？

然而，如果你是一个善于觉知的人，一定会察觉到身体的微小变化，“调”即成了“防患未然”的事前控制，而不是事后无奈的“亡羊补牢”。这恰恰体现了《黄帝内经》“治未病”的思想，这才是养生正确的打开方式。

回到人体的构成上，经络系统由经脉和络脉组成，是身体气血运行、上下沟通的通路。试想如果这条负责人体内部能量流动的纵横交错的高速公路一旦发生堵塞会有怎样的后果？于是针对疏通经络的中医手段针灸、推拿等应运而生。至于经络通畅对人身体的重要性不言而喻，体现在武侠作品里，就是绝世武功往往都是在打通奇经八脉的基础上产生的……鉴于经络的重要性，调病论提出了以周易为基础的“调周天”经络养生法。

中医学认为，“气”是构成人体和维持人生命活动的最基本物质。因此民间也有“人活一口气”的说法。由于气在人体中对能量的推动作用，它如同经络这条高速路上运行的车辆，如果它保持持续的动力，没有发生堵车，没有超速，也没有走错方向，那么一定表现出的是“朝气蓬勃”“元气满满”。相反，动力不足，称作“气机不畅”；速度过快或过慢，称作“气逆”或“气陷”；如果局部阻滞，称作“气滞”；方向不对，称作“气脱”。这些统称为“气机失调”。同时，气、血、津液又紧密联系，共同维持人体的整体平衡。因此，调病论又提出了调丹田及调身、调息的气功养生手段。在调节经络和气功养生的基础上，如果更进一步，便可通过养生武术，达到“调刚柔”的目的。什么是“刚柔”？《淮南子·精神》曰“刚柔相成，万物乃形”。刚柔在这里便是阴阳的另一种表达，大概就是人体修行开始进入微妙精深的境界了吧。

人修行的最高境界一定是在精神层次上的。所以佛学有“修行即是修心”的说法，禅宗更是将“明心见性”作为觉悟的标准。因此，调病论不忘在气功养生中提出“调心”，以调心来指导调身，从整体观出发，体现人的神行合一。人的心理活动往往映射在情绪之中。俗话说“人有七情六欲”，情感的表达不仅是人作为高级生物区别于一般动物的特征，也是维持人体平衡的重要因素。“七情”（喜、怒、忧、思、悲、恐、惊）一旦失调，会使人气机紊乱，导致疾病产生。喜过度，会发生“范进中举”一样的悲剧；悲哀和惊恐过度，易引发心、肺及心血管疾病，忧思过度，则会一夜白头。情绪的产生与人的修养和境界息息相关：常人忧思柴米油盐；伟人则忧国忧民，心怀天下。佛则彻底摒弃了情绪的表达，因为“有漏皆苦”，从而达到圆满的境界。人的素质和修养不是又与社会和自然环境相关吗？一句“穷山恶水出刁民”道出了外在环境对人的影响。最后又回到了开始的那个大循环：人体内部，人与社会、人与自然——在这千丝万缕的联系中，只有和谐共生，顺天行道，才能真正做到天人合一。人生修行的结果依靠的是禀赋，而社会与自然的和谐需要的是人的维护。愿芸芸众生都能在圆融和谐的环境中修行圆满，智慧前行！

（冯　军）

第六章　调病论与中医人工智能

美好的生活总是要赋予丰富的想象，尤其像人工智能这样充满奇幻色彩的科学。当它在现代生活中闪现奇光异彩时，我们无不惊叹人类智慧的伟大，像极了古代神话的现实版。而中医作为传统医学，吸纳了华夏文化的精粹，在数千年的中华历史长河中创造了无数治病救人的奇迹，且流传至今。这难道不是神话的另一种表达吗？中医指导思想与西方科学理念完全不同，主观性和个体性经验表现突出，但这并不影响科学家们想象力的发挥。中医人工智能化，不仅是不同研究领域的融合，更像是两种思想的碰撞，连接着人类发展的过去、现在和未来。或许人工智能带给人类的灵感之一，就是削弱时间与空间的各种界限感，构建一个更加丰富圆融的世界，正如费孝通先生所言“美美与共，天下大同”。源远流长的传统医学与时代新宠的人工智能的结合，该是怎样一种兼具悠远神韵与“摩登”气质的混搭美呢？

第一节　中医智能化的研究现状

人工智能（artificial intelligence，AI）对于现代人的启蒙大致始于科幻电影。从脍炙人口的《黑客帝国》到呆萌可爱的《超能陆战队》，以及至今都可能还未终结的《终结者》系列，勾勒了人类对自然改造的终极蓝图：让机器替代人完成难以实现的梦想。这似乎契合了人工智能的科学定义：AI 是通过计算机模拟人类思维过程和智能行为的科学。为什么要让计算机帮我们实现更高难度的人生？也许最直白的回答就是，机器可以不吃不喝不要工资，却能 24 小时超长待机任劳任怨地工作……事实上，人工智能的确让我们生活的方方面面充满了惊喜。从手机系统到 3D 打印，从无人驾驶到修图软件的一键整容，无不闪耀着人工智能的科技之光。当然，中医药领域也将借着这束光勇往直前。

中医人工智能的研究大致分为四个阶段：20 世纪 90 年代以专家系统为主的中医信息智能化研究；2000 年前数据库和知识工程的开发；2005 年开始神经网络研究；2012 年后开始临床数据的积累。这个过程映射的是 AI 领域的发展历程。

基于数据化的探索，既是中医人工智能化的初级阶段，也是 AI 构建的第一环节。如果将中医智能化解释为计算机代替中医为人治病，那么计算机就应该具备医生所有的专业“配置”。事实上，在一定程度上，计算机不仅拥有了这样的素质，而且更强。在一个职业医生的知识体系里，首先应建立经典的中医理论框架，掌握数个经方，了解中药材的分类及功效，才能进一步谈治病救人。在这一点上，计算机的存储能力远超人类，早在 2011 年 IBM 在医疗领域开发的沃森（Dr.Watson），就收录了肿瘤学研究领域的 42 种医学期刊，60 多万条医疗证据，150 万份患者记录和 200 万页文本资料。大概没有某一位医生可以记住我国现存的 12 000 多种古代中医药典籍，超过 10 000 种的现代中医药书籍，以及高达 50 万篇的中医药文献吧。而通过构建 AI 数据库，这将成为可能。同样，如利用植物识别软件把中药材的特征转换成可以存储的数据，形成中药材数据库。通过基于 GIS 大数据的统计分析系统进行识别，便可利用计算机鉴别常用的 5700 多味中药材，有效提升药材的质量和鉴定效率。

人类认知世界的过程一般是从感官开始的。从佛学里的“六根”（眼、耳、鼻、舌、身、意）到马克思认识论中的“感性认识”，感官与感觉成为人类了解世界的起点。在中医领域，“望、闻、问、切”则是医生了解病情的开始。如果再延伸到人工智能，即是计算机模拟人类感官的语音识别和图像识别技术的兴起。脉诊仪、舌诊仪、色诊仪、闻诊仪、经络仪等仪器的问世，使原本属于主观感觉的中医四诊实现了数据化。为什么要用计算机代替人的判断？举例说明，一个胸部 CT 智能辅助诊断系统，AI 机器人在几秒钟内扫描肺部器官，自动定位定性病灶，自动生成诊断报告，并对病灶进行大小和解剖学定位。因为临床上 3mm 以下的微小结节发现以后不主张马上进行干预，而是建议患者随访。当几个月后患者随访时，医生很难判断几个月前看到的那个小点现在是长大了还是变小了？肺部的解剖学定位就能够帮助医生评估。这门技术对微小细节的跟随能更精准，从而达到预防早期肺癌的临床目的。基于中医数据化的发展，AI 应用于中医药健康管理及中医药教育便是顺理成章的事了。

将抽象模糊的概念加以数据化，并进一步模拟推演。这既是中医智能化的进一步发展，也是 AI 的程式化环节。基于人工神经网络（artificial neural network）、深度学习（deep learning）等机器学习逻辑，使计算机模拟医生的思维进行数据挖掘，从复杂症状中找到中医病-证-药之间的潜在关系。辨证施治是中医治疗疾病的基本原则和根本方法，中医数字辨证则是中医智能辅助诊断的核心。韦昌法等进行了中医数字辨证配套医案智能采集与分析系统的构建研究；徐佳君等提出了基于人工智能算法的中医状态辨识规则。有了中医思维的 AI 也可以学着医生开方治病。黄新霆等开展了面向区域的中医电子处方智能化建设研究与实践。在全球疫情的背景下，王斌等还对支持新型冠状病毒肺炎的中医智能处方推荐和知识库系统进行了研究。刘精精等提出了基于人工智能算法的腧穴配伍规律，用于治疗原发性失眠与胃轻瘫疾病。曹芳等研究了基于数据挖掘技术的针灸治疗鼻炎出血的选穴配伍规律。不难看出，临床大数据的积累将是中医人工智能化进一步深化发展的必经之路。

然而，要真正提高中医的有效性，则必须提高中医的整体化水平，最终实现中医的智能化，这便是中医人工智能的整体化环节。基于“刺激-响应”模拟智能系统的弱人工智能无法完全满足智能体各个环节的高度协同要求，这便是为什么总是有对中医智能化的可靠性质疑的声音。因此，强人工智能成为中医智能化的必然趋势，这要求未来人工智能研发需要采取整体化的设计思路。什么是强人工智能？强人工智能也称为通用人工智能（artificial general intelligence，AGI），是指能像人类大脑一样在各个不同专业领域都能够表现出学习能力与智能判断能力的机器智能；它区别于基于预定程序的专家系统和弱人工智能，将表现出和人类完全一样或更强的知觉反应。这是否代表强人工智能就能完全替代医生呢？事实上，在医疗界，更倾向于把人工智能作为助手，它们会向医生“建议”方案，但是不会替代医生做出最终判断，更不允许它们直接对患者实施治疗或给药。因此，中医人工智能化的最终定位应该是成为人类医生的最佳助手吧。

（冯 军 陈 进 胡 海 胡春申）

第二节 中医智能化存在的问题及调病论的启示

理论与现实的差距，既需深刻反思，也是前进动力。中医智能化之路同样如此。

让我们先从人工智能的原理说起吧。人类对事物的认识和区别是基于对物体特征的认知。如父母拿着一张小狗的图片告诉小孩，这是狗。小孩在街上看到跑动的小动物就认为是狗，而事实上，它可能是一只猫。为什么会这样呢？因为图片上的狗和现实的狗并非完全相同，和现实中的猫也有相似之处。在小孩简单的认知里无法理解这样的细节，但通过日积月累的学习和归纳，小孩最终可以完全分清各种状态下两种动物的区别。而人工智能的原理和这个过程大致相同。那些父母教给孩子记忆的狗的特征，是 AI 的大数据；小孩接受知识的头脑就像 AI 承载数据的硬件，称为算力；而小孩辨认动物的思维活动过程，是 AI 的算法；这就是驱动人工智能发展的三大因素。因此，难怪有开发者对人工智能的应用提出：如果没有大数据的构建，人工智能是无源之水；如果没有新的算法就代表它没有未来。基于这样的角度，我们再探讨中医智能化存在的问题。

中医智能化的第一步就是医疗大数据的构建。能将高深莫测的中医经典名著准确地用现代简明的白话文表达已属不易，更别说将古老深邃的东方思想转化为严谨规范的计算机数据和算法了。行业标准体系不健全，是我国中医药信息化建设中存在的首要问题。中医流传几千年来，各个医家及流派，自成系统地形成了不同的学术主张及理论体系。若要将所有中医理论简单地统一标准，构建完整的医疗大数据，至少在现阶段是无法完成的。标准化问题延伸到中药材同样存在。医疗数据汇集也面临挑战。小孩个体知识的汇集通过同一大脑，即使是别人传授的信息，那也都是人类大脑加工的信息。这就是数据口径一致的重要性——可以保证信息的准确性和完整性，并快速积累。而来源于不同医疗机构的数据亦出自不同的信息化版本，数据标准和技术标准的不一致加大了数据集成的难度。数据库的建立需不同来源数据的转化和汇集，这一过程耗时耗力，是不是像让一个懵懂小孩同时运用多国语言来学习同一知识呢？

医疗信息的多元化，产生了海量的结构化、半结构化和非结构化数据，传统数据的存储构架已无法满足应用要求，从而导致数据读取时间延迟、录入效率低下、访问过程中断等现象。这点似乎和计算机的硬件性能密切相关，即 AI 的算力。这里就不得不提一下人工智能在中医移动医疗上的应用了。目前，移动医疗主要涉及可穿戴设备、医疗周边服务、提供问诊等。相对于艰涩深晦的中医典籍，基于“治未病”理念的移动医疗似乎更容易让人兴奋。未来的医疗场景是什么样的？每天清晨醒来的第一件事就是医疗机器人对你全身健康的监测，一旦有病情提示，计算机会对不良反应进行数据分析。同时，通过网络为你完成挂号问诊等一系列流程，事后还会追踪你的健康状况……听起来真是棒极了！再回到现实中令人吐槽的医疗配套滞后带来的看病难问题，是不是没对比就没伤害？除去任何新鲜事物发展都将面临的技术、管理、制度等方面有待完善的问题，首先它要有存在及持续发展的前提和理由。移动医疗作为中医人工智能的产业化运作，有评论者直言不讳地提出：移动医疗首当其冲的困境是如何盈利。谁来支付巨额的开发成本？尤其目前我国医院以药养医的模式，没有前端健康管理动力，在商业健康保险市场一片空白的情况下，谁是移动医疗的支付方，这才是将移动医疗从幻想变为现实亟待解决的问题。

计算机的“思考能力”体现在算法里，算法的优劣直接导致人工智能水平的高低，就像善于思考的聪明小孩较受欢迎一样，用在中医上，我们期待机器人医生能为头痛患者提出切实有效的治疗方案，而不是开出一张治疗脚痛的方子。虽然目前连接学派的“深度学习”算法处于主流，但复杂的人脑神经，以及神经网络如何工作等问题，使 AI 在中医的应用上并非得心应手。算法的结果还依赖于数据本身的数量、质量和特点、应用场景等一系列因素。而中医智能化的每一环节都存在急需完善的方面，从而导致 AI 在中医药领域的推广距理想的目标还有较大差距。难怪有评论质疑，“目前存在的所谓的‘互联网+’、大数据医疗等概念，大部分与‘治愈率’无关，实际上是‘泛医疗’概念，而不是精准医疗的概念。”中医人工智能化精准之路还任重而道远。

纵观中医智能化发展的历程，调病论有一些想法。如果因为标准不统一，而无法形成完整的大医疗数据，是否可以从部分经典理论入手？如专门搞个伤寒金匮或者经方的大数据，这样范围小很多，对病情的诊断是否会更加精确？中医疗效不仅仅体现在经方的组成，量效关系是否也需要考虑在内？如果再培养一些中医学和计算机都擅长的跨界人才，是否又能将中医智能化之路向前推进一步呢？

（冯　军　陈　进　胡　海　胡春申）

第三节　调病学说在医学创新中的作用展望

我国有着几千年的自我调养的医学传统。古代所谓的耕读人家，自幼童入塾就有两门课业：一是经邦济国的学问，一是悬壶济世的学问，遇有明君圣主可以封侯拜相，反之则退隐山林，救助病患。从粗识文字的农人到内阁大学士，都有自我诊疗的医学训练，可上疗君亲，下救危苦，以不懂岐黄之术为耻。正如《黄帝内经》所讲的，“大医治国，中医治人，小医治病”。治国、治人、治病能辨证统一，首先体现的是整体观思想，这与调病论贯穿始终的指导思想一脉相承。

就整体性而言，调病论关注人体与自然环境、社会环境及人体内部的共同作用下呈现的整体状态，传承了中医理论形神一体、天人相应的整体观。调病论强调了人与自然是天人相应的和谐整体，人同时也受社会环境的影响，同样也是一个整体；同时，人体自身也是一个有机联系的整体。传统中医理论中的藏象学说将人体的五脏六腑通过经络广泛联系起来，形成了一种以五脏为中心的整体观。在中医临床诊疗中，经常采取同病异治的方法，这正是源于人是一个有机整体的基本观念。因此，提高中医的整体化水平，即与传统中医的基本理念相一致的，也是中医向人工智能发展的必然。区别于西医采取实验方式获得研究结果，中医的临床数据具有个性化和经验化特征，知识总结难以标准化，因此，中医传承和学习成为一大难点。基于以上特点，中医的现代化发展需要提高整体化水平，不断从医疗大数据中发掘经验和规律并加以整合，并借助人工智能技术使其成为机器可以学习的算法，这既是调病论立书的意义，也是人工智能在中医领域利用的意义。

调病论强调治病的手段基于“调”，而并非仅仅是药方。用药的目的是什么呢？是祛除病因，作为调病手段之一，使人体内部协调。而维持人体和谐的手段又是多样的，顺应四时、修身养性、功法养生都是有效途径。《黄帝内经》指出：“上医治未病，中医治欲病，下医治已病。”“调”反映的不正是上医治病的理念吗？在中医的智能化道路上，移动医疗的发展理念似乎更贴近调病论思想。如果人体可以时刻受到专业医疗设备的监控和保护，在身体有失调趋势之时能得到及时预警和调节，是否能减少类似肿瘤一经查出即是中晚期这样的悲剧发生的频次呢？移动医疗作为中医人工智能的商业化探索，有投资者这样认为：“如果人工智能纯粹为智能而智能，不是一个成熟的商业模式，那它一定要带来新的产业革命或技术革命，要为企业带来更大的订单使其运行更有效率。如果没有这些，就纯粹是一个学术领域而非应用领域的人工智能。”如何带给企业更多收益？让广大民众看到它的价值，才会愿意为它买单。正所谓“中医药发展的真正动力还在于广大民众”。如何得到民众的首肯？疗效才是硬道理，疗效才是话语权！正如实践是检验真理的唯一标准。这也正是调病论的理念之一——所有的调节手段，不管是吃药还是练功，都是为了让人有健康协调的身体。由此一来，辨证结果、方剂组成等形式还是中医治病最重要的目标吗？疗效才是吧，中医智能化什么时候能够高效安全地治病救人了，这条道路才算真正成功了。

有心理学者认为，“疾病是人的本质，它唯一的目标是使人变得完整。当我们重新学习症状的语言，听他说话，就能了解我们缺乏什么，进而转化疾病，迈向疗愈的道路”。对自我审视的态度使我们对疾病的认识上升到了精神层面。疾病转化的过程，不正是调病论强调的“调”的过程吗？在调病论的理论下，极少直接针对病情本身，而是通过调整身体失调的状态，使人体内部协调，从而实现健康。因此，在调病的基础上，我们更需要的是调心。在这一点上，养生功法或许可以做到，而现阶段的人工智能难以实现。所以，我们期望人工智能的到来，让中医的传承之路不再仅仅是形式，而是中医整体化思想的发扬光大。

（冯 军 陈 进 胡 海 胡春申）

参考文献

胡春申. 1989. 中华气功学. 成都：四川大学出版社.

李晶. 2004. 中医诊断学. 北京：科学出版社.

李经纬. 2004. 中医大辞典. 北京：人民卫生出版社.

沈霞. 2002. 临床免疫学. 北京：人民军医出版社.

世界卫生组织. 世卫组织公布 2000～2019 年全球十大死因. 2020-12-10.

新闻办联合国环境规划署. 2020 世界环境日/关爱自然，刻不容缓. 2020-05-12.

郑洪新. 2017. 中医基础理论. 北京：中国中医药出版社.

江城子·调病论

千般疾病在于调，调气血，调阴阳，调和营卫，养生有三调。肝脾心肾调升降，调肠胃，和少阳。

血脂血压亦能调，调免疫，调血糖，人工智能，数据恋岐黄。自古蜀中多奇士，调病论，待发扬。

庚子年冬步苏轼江城子·密州出猎原韵
胡春申填词于蜀中江城泸州

1. 江城子：既是词牌名，也是告诉读者：作者们现居蜀中江城，即四川泸州。

2. 调病论：既是词名，也是书名，以词咏志也。

3. 千般疾病在于调：这是作者从医50余年得出的结论。

4. 调气血，调阴阳，调和营卫，养生有三调。肝脾心肾调升降，调肠胃，和少阳：介绍中医丰富多彩的调病方法。

5. 血脂血压亦能调，调免疫，调血糖：调病论在西医临床的应用。

6. 人工智能，数据恋岐黄：岐黄指黄帝和岐伯，此处代指中医。预示调病论与中医智能化的不解之缘。

7. 自古蜀中多奇士，调病论，待发扬：蜀中多奇士，指四川出中医。调病论作为四川中医建立的一门新学说，有待发扬光大。